Bernd Fischer
Vitalitäts-Training

Bernd Fischer

Vitalitäts-Training

Praktische Übungen
für ein langes selbstbestimmtes Leben

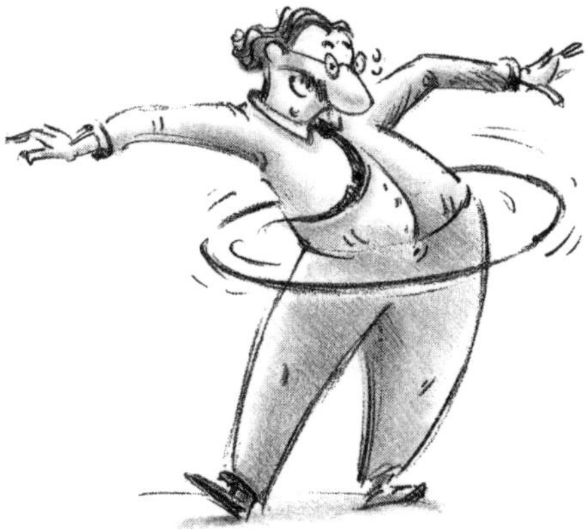

Kaufmann Verlag

Haftungsausschluss: Die Ausführungen in diesem Buch sind nur für gesunde Personen gedacht. Im Zweifel befragen Sie bitte Ihren Arzt. Die einzelnen Übungen sind nur als Anregungen zu verstehen. Sie erfolgen in jedem Fall auf eigene Verantwortung und Gefahr. Sämtliche Angaben in diesem Buch erfolgen trotz sorgfältiger Bearbeitung und Kontrolle ohne Gewähr. Insbesondere Angaben über Dosierungsanweisungen und Applikationsformen müssen vom jeweiligen Anwender im Einzelfall anhand anderer Literaturstellen auf ihre Richtigkeit überprüft werden. Eine Haftung des Autors oder des Verlages aus dem Inhalt dieses Werkes ist ausgeschlossen.

Bibliografische Information Der Deutschen Bibliothek

Die Deutsche Bibliothek verzeichnet diese Publikation in der Deutschen Nationalbibliografie; detaillierte bibliografische Daten sind im Internet über http://dnb.ddb.de abrufbar.

1. Auflage 2008

Illustrationen von Elke Junker
Umschlaggestaltung: Stefan Heß und Rolf Zilling
unter Verwendung von Illustrationen von Elke Junker
Hergestellt bei Freiburger Graphische Betriebe, Freiburg
ISBN 978-3-7806-3036-0

Inhalt

Vorwort

Bücher über erfolgreiches Altern gibt es wie Sand am Meer. Sie sind dick, sie sind sicher sehr informativ. Aber die Informationsfülle verwirrt uns häufig und macht uns handlungsunfähig.

Rufen wir uns folgende Tatsachen in Erinnerung: Die Zehn Gebote der Bibel haben 279 Worte. Die amerikanische Unabhängigkeitserklärung hat 1320 Worte. Der Gesetzentwurf des deutschen Gesundheitsmodernisierungsgesetzes hatte 120 126 Worte. Die heutige Informationsflut ist fast eine Informationsumweltverschmutzung.

Dieses Buch bietet Ihnen einen Überblick darüber, wie Sie Ihre Vitalität erhalten oder zurückerlangen können. Es zeigt Ihnen in zehn einfachen Regeln, wie Sie ein langes selbstbestimmtes Leben führen können. Zu jeder Regel finden Sie viele praktische Übungen. Wählen Sie einfach aus jeder Regel eine Übung aus, die Sie jeden Tag einmal wie beschrieben ausführen.

Alle Übungen sind Möglichkeiten. Um sich ein effektives Training zusammenzustellen, müssen Sie also nicht alle Übungen absolvieren, sondern Sie wählen aus dem Angebot die Übungen aus, die Ihnen am besten liegen.

Beginnen Sie am besten mit den Bereichen, in denen Sie den größten Übungsbedarf haben. Mit Hilfe von einfachen Tests können Sie leicht feststellen, welche Bereiche das sind.

Überfordern Sie sich nicht. Probieren Sie jeden Tag eine neue Übung aus und machen danach die Übungen, die Sie in den Tagen zuvor gelernt haben. Beginnen Sie mit fünf Minuten am Tag und steigern Sie ganz allmählich die Übungszeit auf maximal 10 Minuten. Mit der Zeit sehen Sie selbst, welche Regeln für Sie am wichtigsten sind. Behalten Sie aus drei für Sie persönlich wichtigen Regeln je eine Übung bei und führen Sie diese drei Übungen täglich durch. Steigern Sie Ihr persönliches Vitalitäts-Training nach Lust und Laune.

Wir wünschen Ihnen dabei viel Freude und Erfolg!

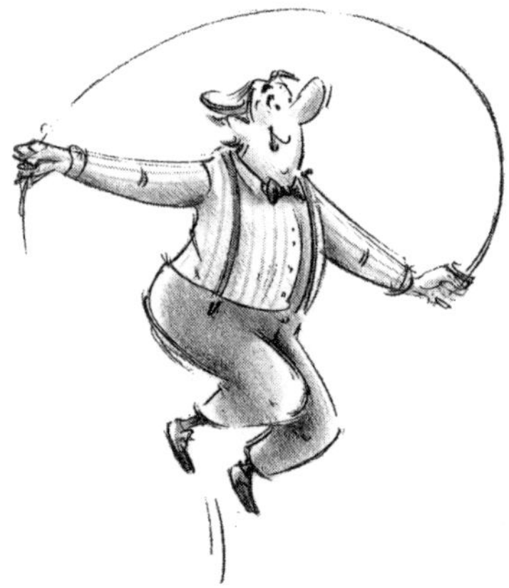

Einleitung

Altwerden ist heute die Regel

Im Laufe unserer Geschichte hat sich bis vor etwa 100 Jahren die Altersstruktur langsam in Richtung Zunahme der älteren Bevölkerung verschoben. In den letzten Jahrzehnten ist jedoch eine dramatische Veränderung in der Altersstruktur der Bevölkerung eingetreten, die in sich in den nächsten Jahrzehnten noch weiter zuspitzen wird.

Die Steinzeitmenschen wurden im Durchschnitt etwa 20 Jahre alt, die alten Römer und Griechen erreichten eine durchschnittliche Lebenszeit von etwa 25 Jahren. Im Mittelalter und in der beginnenden Neuzeit stieg das durchschnittliche Lebensalter auf etwa 37 Jahre an. Altwerden war in dieser Zeit eine Ausnahme. Die Ausdrücke, die mit dem Wort „alt" zusammenhingen, waren mit Bedeutungen wie „würdevoll", „ehrwürdig" gekoppelt. So ist es nicht verwunderlich, dass der Rektor der Universität Königsberg in seiner Festrede anlässlich des 50. Geburtstags des Philosophen Immanuel Kant ihn mit den Worten „Hochverehrter Greis" titulierte.

Heutzutage würde diese Bezeichnung anlässlich einer Geburtstagsrede zum 50. Geburtstag bei Frauen und auch bei Männern Überraschung, Heiterkeit und vielleicht auch einen Anflug von Verärgerung hervorrufen.

Von 1870 bis 1900 stieg die Lebenserwartung von etwa 37 auf etwa 47 Jahre an.

1880 kamen auf einen über 75-Jährigen in Deutschland 79 jüngere Menschen.

2001 waren es 12,4 Personen, 2040 werden es schätzungsweise 6,2 Personen sein.

Bis heute ist die durchschnittliche Lebensspanne auf über 80 Jahre bei Frauen und auf etwa 76 Jahre bei Männern mit zunehmender Tendenz angestiegen.

Die Lebenserwartung im 20. Jahrhundert zeigte folgende Veränderungen:

Alle 10 Jahre stieg die Lebenserwartung für Frauen um 3,25 Jahre und

für Männer um 3,0 Jahre an.

Im Jahr 2050 wird die Lebenserwartung von Frauen in Deutschland voraussichtlich etwa 93 Jahre betragen, von Männern etwa 87 Jahre. Im Jahr 2060 für Frauen sogar bei etwa 100 Jahre. „Jedes zweite Mädchen, das wir heute auf den Straßen sehen, hat eine Lebenserwartung von 100 Jahren, jeder zweite Junge wird aller Voraussicht nach 95."

Urgroßmutter zu werden, ist heute bereits die Regel

Eine Urgroßmutter oder ein Urgroßvater ist heute nichts Ungewöhnliches mehr. Heutzutage werden viele Mütter von Töchtern, die bereits in Rente sind, versorgt und gepflegt.

Es wird angenommen, dass im Jahre 2040 in Deutschland etwa ein Drittel der Bevölkerung über 60 Jahre alt sein wird. Der zurzeit zahlenmäßig am schnellsten wachsende Anteil unserer Bevölkerung ist die Gruppe der Hochbetagten, d. h. Personen über 85 Jahre. Ein hohes Alter wird damit zum Regelfall. Für Sie, für mich, für fast alle von uns.

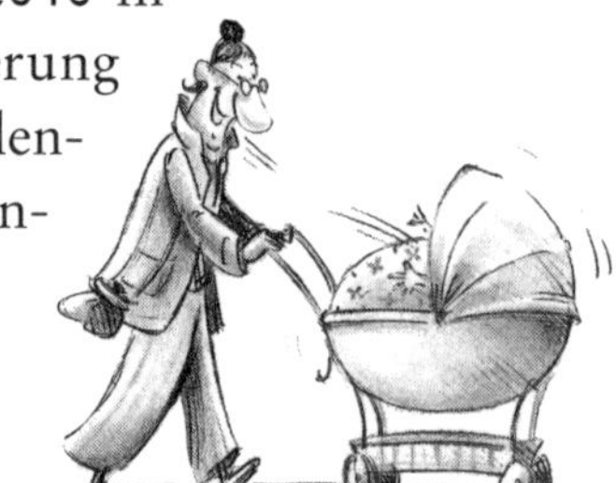

Demografische Veränderungen

Die deutsche Bevölkerung wird bis zum Jahre 2050 um 12 bis 17 Millionen Menschen, ohne Zuwanderung von mindestens 200 000 pro Jahr sogar um 23 Millionen, abnehmen. Dabei nimmt die Zahl der Jugendlichen dramatisch ab, und gleichzeitig nimmt die Zahl der Älteren sehr deutlich zu. Die Zahl der Jugendlichen wird in Deutschland von 17,7 auf unter 10 Millionen im Jahre 2050 abnehmen. Die Zahl der 80-Jährigen verdreifacht sich in Deutschland. Die Zahl der über 100-Jährigen verzehnfacht (115 000) sich bis zum Jahr 2067 in Deutschland. Ähnliches gilt für Österreich und die Schweiz. Die Hälfte der Deutschen wird 2050 über 51 Jahre sein (2004: 40 Jahre).

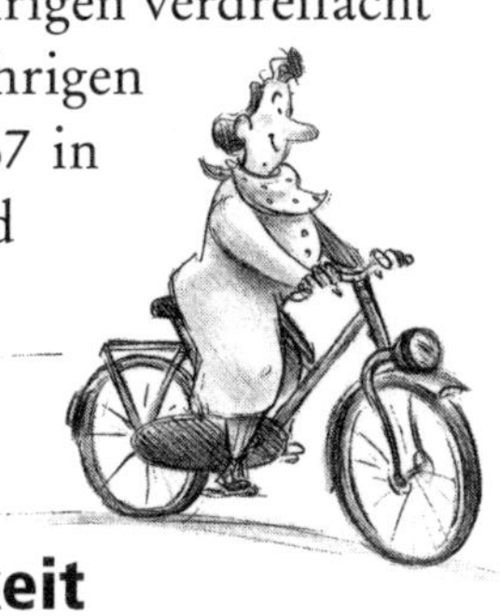

Selbstständigkeit und Unabhängigkeit

Durch unsere hohe Lebenserwartung gewinnt die Bewahrung der Selbstständigkeit, der Selbstversorgung und Erhöhung der Lebensqualität im Alter eine immer größere Rolle. Um es noch einmal zu verdeutlichen: Es wird immer mehr ältere Menschen geben und gleichzeitig im Verhältnis immer weniger junge Menschen. In Deutschland leben heute mehr Menschen im Rentenalter als junge Leute unter 20 Jahren. Dies führte zu einer Umkehrung der Bevölkerungspyramide.

Es wird in naher Zukunft immer schwieriger werden, ausreichende Pfleger und Pflegerinnen zu finden. Der Einzelne muss deshalb heute ein hohes Maß an Eigenverantwortung einbringen. Die Vorbereitung auf das Alter und damit die Erhaltung der Selbstständigkeit werden für uns alle zunehmend wichtiger.

Folgende Überlegungen spielen dabei eine große Rolle:

- Kann ich mir mein Altern vorstellen?
- Wie erlebe ich das Altern?
- Wie bereite ich mich auf das Altern vor?
- Wie reagiere ich auf biologische, psychologische, soziale und geistige Veränderungen im Laufe des Lebens?
- Wie kann ich Resignation mit zunehmendem Alter vermeiden?
- Wie kann ich mit einfachen Hilfsmitteln dafür sorgen, meine Unabhängigkeit weiter aufrechtzuerhalten?
- Wie bewahre ich meine Vitalität, meine funktionale Fitness im körperlichen und geistigen Bereich?
- Wie muss ich mich verhalten, um körperlich und geistig lebenslang rege zu bleiben?
- Wie kann ich weiter selbstverantwortlich tätig sein?
- Gehe ich regelmäßig zu Vorsorgeuntersuchungen?
- Bewege ich mich ausreichend?
- Esse und trinke ich gesundheitsbewusst?
- Ist meine Wohnung seniorengerecht eingerichtet?
- Welches Ehrenamt habe ich oder will ich in Zukunft übernehmen?
- Wie kann ich neue Bekanntschaften knüpfen?
- Welche Lebensziele, welche Aufgaben habe ich?
- Welche sinnvollen Aufgaben möchte ich erfüllen?
- Wie kann ich diese Aufgaben managen?

Eines ist dabei sicher: Auch wenn vieles im Laufe des Lebens sich verändert und abnimmt, dürfen wir nicht resignieren. In jeder Lebensphase sollten wir aktiv die vorhandenen Möglichkeiten nutzen und ausschöpfen. Und im Alter bieten sich heute wahrlich genug Möglichkeiten. Sie müssen sie nur nutzen. Mithilfe dieses Buches können Sie diese Möglichkeiten nutzen. Fragen Sie Ihren Arzt, ob Sie die Übungen durchführen können. Danach können Sie selbst mithilfe der allgemeinen und zehn speziellen Regeln ihr eigener Manager für ein langes selbstständiges und zufriedenes Leben sein.

Allgemeine Regeln für kompetentes und gesundes Älterwerden

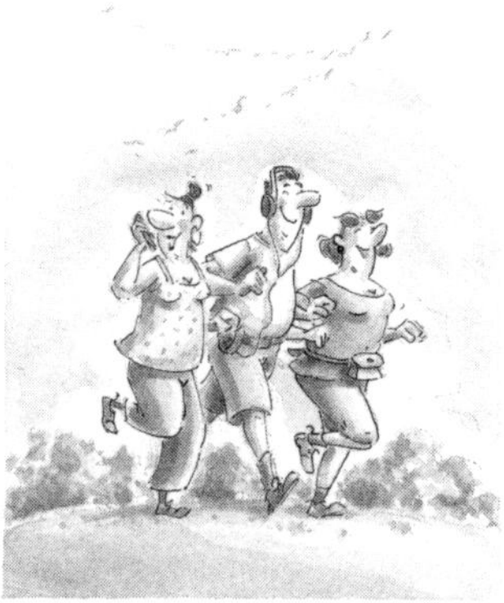

Durch die Fortschritte in der Medizin, durch die Gesundheitsbildung und Hygienemaßnahmen erlangen heute sehr viele Menschen ein hohes Alter. Das ist eine frohe Botschaft. Aber es gibt aber auch die Kehrseite der Medaille: Dieser Fortschritt ist für viele von uns mit „Nebenwirkungen" verbunden, wie die zunehmende Anzahl an Pflegebedürftigen im Alter zeigt. Sie sind mit hohen finanziellen Belastungen verknüpft.

Alterungsprozesse gehören zu unserem normalen Leben; wir können ihnen nicht ausweichen, wir können sie aber verzögern und ihre Auswirkungen verändern. Gerade im höheren Lebensalter finden wir zum Teil erhebliche Unterschiede in Bezug auf Vitalität, körperliche Beweglichkeit, geistige Leistungsfähigkeit, allgemeine Interessen oder soziale Aktivitäten. Es gibt z. B. sowohl junggebliebene 60-jährige Personen als auch bereits alte 60-Jährige. Wir nennen dies den Unterschied zwischen dem kalendarischen und dem biologischen Alter.

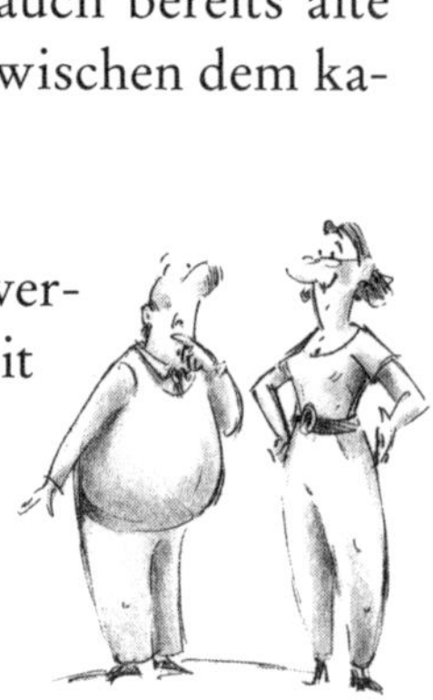

Die allgemeinen Regeln für kompetentes Altern vermitteln Ihnen die Grundvoraussetzungen, damit Sie Ihr Leben aktiv und kreativ und freudvoll gestalten können. Sie gründen sich auf den Regeln, die von Herrn Professor Dr. Andreas Kruse, dem Leiter des Institutes für Gerontologie an der Universität Heidelberg, im Auftrag der Bundesvereinigung für Gesundheit e. V., die vom Bundesministerium für Gesundheit gefördert wird, anlässlich des Weltgesundheitstages von 1999 entwickelt worden sind. Sie werden durch die von uns entwickelten zehn Erfolgsregeln fortgeführt, die Ihnen direkt anwendbare Übungen vermitteln.

Altwerden als eine lebenslange Aufgabe

1. Regel: *Seien Sie in allen Lebensaltern körperlich, geistig und sozial aktiv!*

Die Wirksamkeit körperlicher geistiger und sozialer Aktivität ist nachgewiesen. Die Unabhängigkeit und Selbstständigkeit bis in das hohe Alter ist dadurch in hohem Maße gewährleistet. Die Sterblichkeit ist um etwa 3,5 bis 5 Jahre verzögert. Andererseits ist beispielsweise bei körperlicher Inaktivität die Wahrscheinlichkeit, funktionelle Fähigkeiten zu verlieren, 1,5- bis 2-mal höher. Die Sterblichkeitsrate ist bei alten Personen, die nicht wandern, immerhin doppelt so hoch wie bei gleichaltrigen Wanderern.

2. Regel: *Leben Sie in allen Lebensaltern gesundheitsbewusst!*

Seien Sie auch ihren Kindern und Enkeln ein klein wenig Vorbild in Bezug auf körperliche und geistige Fitness. Denken Sie mit 30, 40, 50 Jahren an die Zeit, wenn sie 60, 70, 80, 90 Jahre sein werden. Führen Sie ab dem „zarten“ Alter von 30 Jahren ein tägliches, regelmäßiges, kleines Trainingsprogramm für Körper und Geist

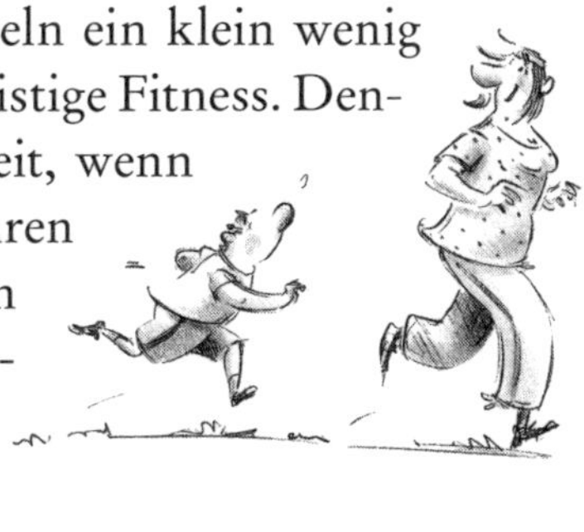

durch nach dem Motto: „Die kluge Frau, der kluge Mann baut vor!“

3. Regel: *Nutzen Sie Vorsorgemaßnahmen!*

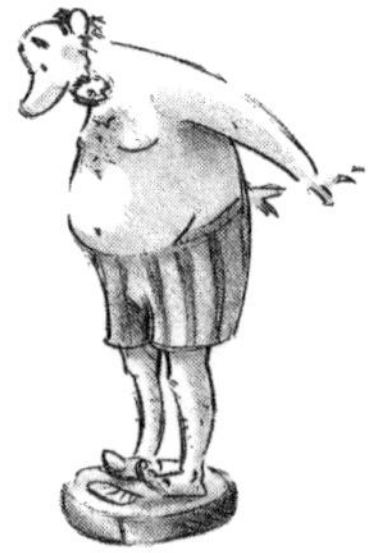

Folgende Maßnahmen sind besonders wichtig:
- Allgemeine Maßnahmen:
- Messen Sie regelmäßig Ihren Blutdruck oder lassen Sie ihn messen.
- Kontrollieren Sie jede Woche Ihr Gewicht.
- Kontrollieren Sie einmal pro Jahr Ihre Körpergröße.
- Lassen Sie einmal pro Jahr Ihre Seh- und Hörfähigkeit überprüfen.
- Lassen Sie von Ihrem Arzt einmal oder mehrmals folgende Laborwerte überprüfen:
  - Vitamin-B-12-Spiegel
  - Folsäurespiegel
  - Homocysteinspiegel
  - Kalium, Kalzium, Magnesium
  - Ferritinspiegel (Eisengehalt), Blutbild, Blutsenkung, Bluteiweiß (Elektrophorese)
  - Fette: Cholesterin (HDL, LDL), Triglyceride
- Achten Sie auf die Durchführung folgender Impfungen:
  - Grippeschutzimpfung, jährlich
  - FSME-Impfung (Zecken)
  - Tetanus-Impfung

  Je älter Sie werden, desto wichtiger werden diese Impfungen.
- Lassen Sie folgende Krebsvorsorgemaßnahmen durchführen:
  - Test auf Blut im Stuhl (Test beim Arzt/Apotheker; Hämocult-Test)

- Frauen: Untersuchung der Brust (Bei Frauen über 68 Jahre regelmäßig Mammographie), der Gebärmutter, des Dickdarms, der Haut
- Männer: Untersuchung der Prostata (Abtastung der Prostata; PSA-Wert (Gesamt- und freies PSA) im jährlichen Abstand beim Urologen), des Dickdarms (evtl. Dickdarmspiegelung alle drei bis fünf Jahre je nach Befund) und der Haut

4. Regel: *Es ist nie zu spät, den eigenen Lebensstil positiv zu verändern!*

Und diese Veränderungen machen sich durch Bewegungstraining sehr deutlich bemerkbar:

- Der Kraftzuwachs beträgt beim Krafttraining, auch bei sehr alten Menschen, etwa 120 % in 10 Wochen!
- Die Anzahl der Stürze vermindert sich um 40 %, auch bei sehr gebrechlichen alten Menschen.
- Die Gruppenkontakte intensivieren sich.
- Die Lebensfreude nimmt messbar zu.
- Die Lebensqualität steigt an.
- Diese Fähigkeiten bleiben über zwölf Monate konstant.

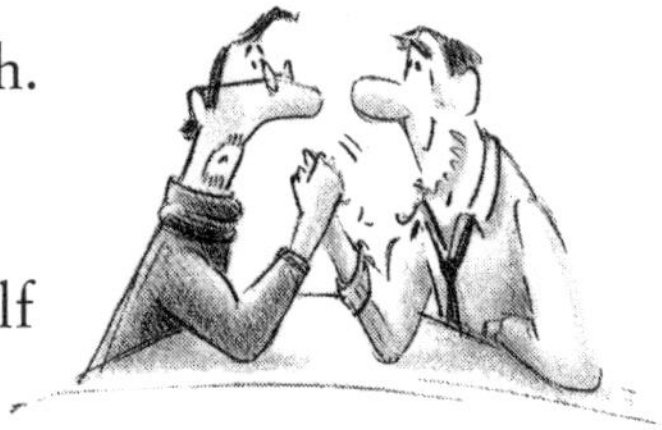

Sogar im Pflegeheim können körperliche Übungen Positives bewirken. Das Training der Koordination und der Balance findet täglich 15 Minuten spielerisch im Stand und in der Fortbewegung statt. Täglich wird 60 Minuten Krafttraining mit zunehmender Belastung (Hanteln und Manschetten) durchgeführt. Es zeigt sich, dass die Zeit, um 5-mal vom Stuhl aufzustehen und sich wieder hinzusetzen, sich nach vier Monaten Training von 25 Sekunden auf 17 Sekunden verkürzte.

5. Regel: *Bereiten Sie sich auf Ihr Alter vor!*

In der Kindheit ist eine soziale Anbindung an die Großeltern sehr wertvoll. Die Großeltern haben damit eine doppelte Aufgabe. Sie sollen sich selbst auf Ihr Alter vorbereiten. Weiterhin sollen Sie ihre Nachkommen auf deren Alter vorbereiten. Wenn das gelingt, haben Großeltern eine sinnerfüllte Aufgabe, die zu einem aktiven Leben in der dritten Lebensphase beiträgt. Es hat sich gezeigt: Je früher und enger ein Kind Kontakt zu seinen Großeltern bekommt, desto positiver wird die Einstellung zum eigenen höheren Lebensalter.

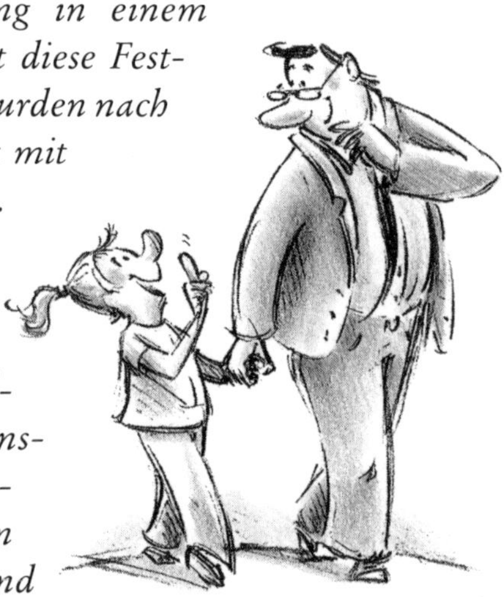

Hintergrund: Eine Untersuchung in einem amerikanischen Seniorenheim hat diese Feststellung ergeben. Die Bewohner wurden nach ihrer Erfahrung in ihrer Kindheit mit den eigenen Großeltern befragt. Dabei zeigte sich, dass die Gruppe, die sehr früh und intensiv mit den Großeltern zusammengelebt hatte, in ihrer positiven Einstellung zum eigenen höheren Lebensalter insgesamt deutlich besser abschnitt. Unabhängig davon wurden die Teilnehmer von Schwestern und Pflegerinnen beurteilt, die diese Zusammenhänge nicht kannten. Diejenigen Heimbewohner, die frühzeitig durch den Kontakt mit den Großeltern die Gegebenheiten des höheren Lebensalters erfahren hatten, wurden vom Pflegepersonal als munterer eingestuft und galten insgesamt auch als aktiver und unabhängiger.

Übung:
Stellen Sie sich im Alter von 50, 60, 70, 80, 90, 100 Jahren vor.

- Stellen Sie sich vor, was Sie in diesem Lebensalter als tägliches Übungsprogramm im biologischen, psychologischen, sozialen und geistig-mentalen Bereich durchführen wollen.
- Stellen Sie sich vor, welche Veränderungen Sie in Ihrer Wohnung durchführen werden, um unabhängig zu bleiben.
- Stellen Sie ein einen Tagesablauf in den jeweiligen Lebensaltern vor.
- Stellen Sie sich die Gruppen vor, in denen Sie in den jeweiligen Lebensaltern aktiv sein wollen.

Aktives und selbstverantwortliches Leben im Alter

6. Regel: *Nutzen Sie die freie Zeit, um Neues zu lernen!*

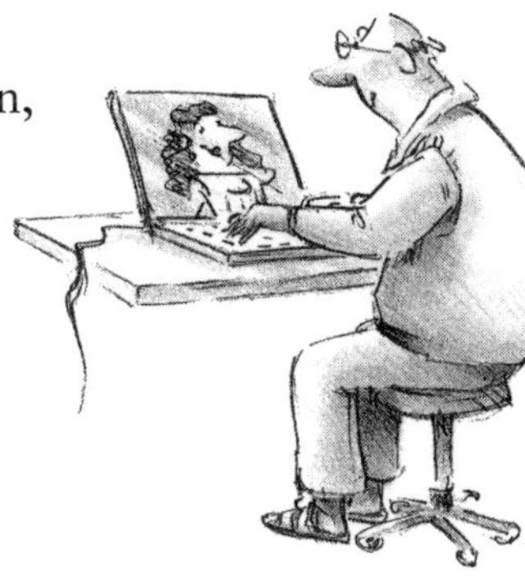

Lernen Sie mit dem Computer umzugehen, schreiben Sie E-Mails, surfen Sie im Internet, lernen Sie ein kleines Essay zu schreiben, lernen Sie Tischtennis …

Bitte schreiben Sie, bevor Sie weiterlesen, zwei Dinge auf, die Sie in Zukunft lernen werden.

7. Regel: *Bleiben Sie im Alter offen für positive Ereignisse und neue Erfahrungen!*

Gehen Sie in eine neue Gruppe, gründen Sie einen Club oder gehen Sie auf Reisen; machen Sie etwas, was sie schon Ihr ganzes Leben machen wollten.

8. Regel: *Begreifen Sie das Alter als Chance!*

Jetzt können Sie sich und anderen etwas Gutes tun, ohne auf andere Rücksicht nehmen zu müssen. Jetzt haben Sie Zeit, Ihre in Ihnen schlummernden Fähigkeiten zu entfalten und täglich neu zu genießen. Vielleicht sind Sie ein Gartenliebhaber, ein Tierliebhaber, ein Mensch, der gerne redet, schreibt, musiziert … Vielleicht können Sie sich mit den Zielen und Aktivitäten von einem oder zwei Vereinen identifizieren oder Sie schließen sich in Eigeninitiative mit Freunden zusammen, um gemeinsam Ihre Talente zum Blühen zu bringen.

9. Regel: *Pflegen Sie auch im Alter Kontakte!*

Versuchen Sie mit mindesten zehn Personen Kontakt zu halten. Trainieren Sie sich, neue Bekanntschaften zu machen.

10. Regel: *Geben Sie der Zärtlichkeit eine Chance!*

Schenken Sie Ihrer Partnerin eine Rose. Streicheln Sie Ihren Partner/Ihre Partnerin, auch wenn er/sie anfangs überrascht aufschaut.

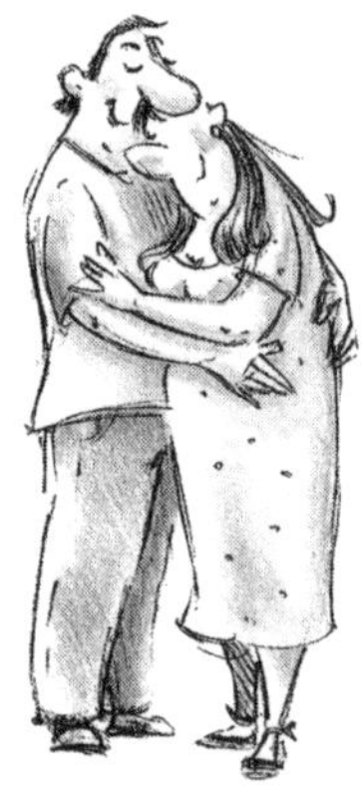

11. Regel: *Trauen Sie Ihrem Körper etwas zu!*

Gehen Sie regelmäßig spazieren. Gehen Sie in einen Sportverein. Machen Sie regelmäßig Morgengymnastik.

Alter ist keine Krankheit – Selbstständigkeit erhalten und wiedererlangen

12. Regel: *Gesundheit ist keine Frage des Alters!*

Gesundsein erhöht die Lebensfreude und die Fähigkeit, für andere etwas Gutes zu tun bis in die höchsten Altersbereiche.

13. Regel: *Nehmen Sie Krankheiten nicht einfach hin!*

Machen Sie etwas gegen Krankheiten, die Sie belasten, sodass Sie gut damit zurechtkommen.

14. Regel: *Suchen Sie nach guter Hilfe und Pflege!*

Leben Sie nach dem Wahlspruch: So viel Hilfe und Pflege wie nötig, so wenig wie möglich. Suchen Sie sich vertrauenswürdige Personen aus. Wechseln Sie sie, wenn Sie das Gefühl haben, nicht mit ihnen zurechtzukommen.

15. Regel: *Haben Sie Mut zur Selbstständigkeit!*

Versuchen Sie mit allen Ihnen zur Verfügung stehenden Möglichkeiten, Ihre Selbstständigkeit wiederherzustellen, zu bewahren und auszubauen.

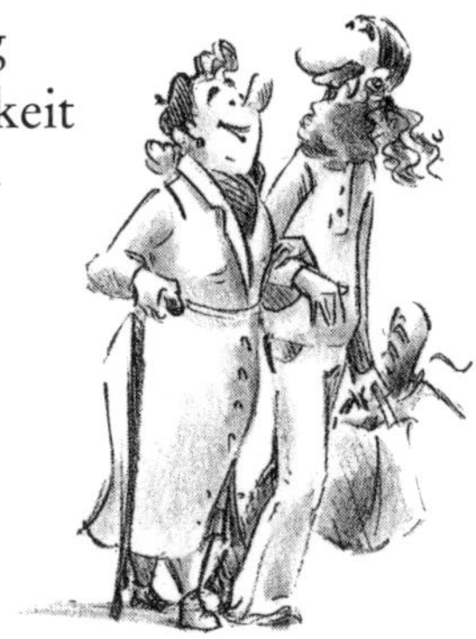

Die zehn speziellen Vitalitäts-Regeln

Jeden Tag ein klein wenig Training

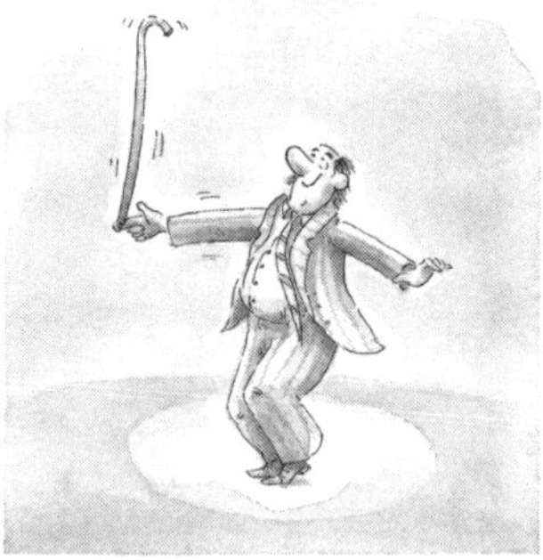

Ein Hundertjähriger wurde einmal gefragt, was das Geheimnis seines langen Lebens sei.

„Es ist ganz einfach", antwortete er. „Ich stehe jeden Tag um 7.30 Uhr auf. Ich richte mir jeden Tag das Frühstück. Ich lese jeden Tag die Zeitung. Ich arbeite jeden Tag in meinem Garten. Ich gehe jeden Tag mit einem Zwergpinscher meines Nachbarn ‚Gassi'. Ich gehe jeden Tag zu meinem Urenkel. Ich unterhalte mich jeden Tag mit meinen Nachbarn. Ich schreibe jeden Tag einen kleinen Brief oder eine Postkarte. Ich lade alle acht Tage Freunde zum Kaffeetrinken ein. Und ich unterhalte mich jeden Tag ein wenig mit meinem Herrgott."

Ein klein wenig tägliches regelmäßiges Training im geistigen, im seelischen und im körperlichen Bereich ist lebensverlängernd. Bereits im antiken Griechenland und Rom war diese Lebensweisheit „Ein gesunder Geist wohnt in einem gesunden Körper" bekannt.

In unserer heutigen Zeit ergänzen wir diese Erfahrungen mit folgendem Hinweis: Es genügt schon ein kleines, aber regelmäßiges Training, um dieses Ziel zu erreichen. Höchstleistung ist hierbei weder gefragt noch notwendig.

Da das Ziel „Ein gesunder Geist in einem gesunden Körper“ durch die Methode „ein klein wenig tägliches regelmäßiges Vitalitäts-Training im geistigen, im seelischen und im körperlichen Bereich“ erreicht wird, sagen wir statt „ein klein wenig Training“ auch „Minimumtraining“ dazu. Da das Training in verschiedenen Bereichen stattfindet, nennen wir es auch „Minimumfaktorentraining“.

Dieses Training ist äußerst sinnvoll im Hinblick auf die Erhaltung der Lebensqualität und Selbstversorgung im höheren Lebensalter. Da die allgemeine Lebenserwartung stark angestiegen ist, gewinnt ein solches Training für alle Personen ab etwa 40 Jahren eine hohe Bedeutung. Je älter ein Mensch wird, desto mehr muss er auf Funktionseinbußen achten. Sie bedrohen in erster Linie seine Selbstständigkeit und seine Selbstversorgung im Alter.

Vitalitäts-Training bedeutet, dass eine gewisse „kritische“ Grenze, z. B. fünf Kilogramm anheben, 400 Meter laufen, täglich die Tageszeitung lesen, nicht unterschritten werden darf. Den

Vitalitätstraining

+ *Aktivität*
Selbstversorgung
Lebensqualität

---

kritische Grenze

- *Passivität*
Pflegebedürftigkeit

Anfang einer Funktionseinschränkung kann man oft noch gut ausgleichen. Eine erhebliche Funktionseinschränkung, die sich einer untersten Grenze nähert, bedroht einen Menschen mit dem Verlust der Selbstständigkeit und Lebensqualität. Dabei geht es dann nicht mehr quantitativ um ein Mehr oder Weniger, sondern qualitativ um Können oder Nichtkönnen.

Das Absinken aller Funktionen bzw. Tätigkeiten in die Nähe dieser kritischen Grenze gilt es durch ein entsprechendes Training zu vermeiden. Es soll gewissermaßen ein „Sicherheitsabstand" zu dieser Grenze aufgebaut werden.

Dieses Training muss, wenn auch nur mit einem kurzen Zeitaufwand, tagtäglich durchgeführt werden. Es muss, wie z. B. das Zähneputzen, zu einem täglichen Ritual werden.

Es ist sinnvoller, z. B. täglich fünf Minuten als einmal in 14 Tagen zwei Stunden zu trainieren.

Wenn das Übungsprogramm ein Ritual geworden ist, überlegen wir nicht mehr lange, ob wir üben oder nicht üben sollen. Nein, wir machen es einfach. Oder überlegen Sie vor dem Zähneputzen oder Haarkämmen, ob Sie diese Tätigkeit ausführen oder nicht? Wandeln Sie sich vom „Gesundheitsüberleger" zum „Gesundheitsmacher". Oder anders formuliert: Wandeln wir uns alle vom Lebensverbraucher (in Bezug auf die Lebensjahre) zum Lebensgestalter.

Daraus ergibt sich ein neuer Ansatz im vorbeugenden Denken. Bisher stand eher die Prävention (Vorbeugung) von Erkrankungen im Vordergrund, also Einschränkung und Bekämpfung von Risikofaktoren, wie Rauchen, Übergewicht, hohe Blutfette, zu viel Alkohol, Fehlernährung, Bewegungsmangel. Diese

Vorbeugungsmaßnahmen sind sehr sinnvoll und werden auch in Zukunft ihre hohe Bedeutung behalten. Die Prävention darf sich aber nicht alleine darauf beschränken. Zusätzlich sollte sie auch eine Vorbeugung von Funktionseinbußen und Verbesserung der Minderung von Fähigkeiten einschließen.

Die Grundlagen des Vitalitäts-Trainings

Wir „erleiden" eine Verstauchung an beiden Füßen und müssen für fünf Tage das Bett hüten. „Endlich einmal durchschlafen, ausruhen und neue Kraft tanken", so denken wir. Nach fünf Tagen Bettruhe sind wir allerdings meistens kraft- und „saftlos". Nur mühsam kommen wir wieder auf die Beine und in die Gänge. Alles fällt uns zunächst schwer.

Eine Maschine kann man getrost fünf Tage ruhig stellen. Man kann sie ölen und rostfrei vakuumverpacken. Sie würde noch nach zwei Jahren praktisch genauso wie am Tage vor der Verpackung „rundlaufen". Eine Maschine hält in der Regel umso länger, je weniger sie gebraucht wird. Ein Zuviel an Ruhe stellt aber für den Menschen einen Risikofaktor dar. Hier hat das Sprichwort recht: „Wer rastet, der rostet." Gerade der Wechsel von Anforderung und Erholung hält unseren Organismus fit. Unsere gut funktionierenden Organe (Strukturen) ermöglichen unsere Funktionen. Beispielsweise bleibt unsere Muskulatur im Alter nur erhalten, wenn wir sie täglich ein wenig trainieren. Dies bedeutet, dass unsere Organe uns bestimmte Funktionen ermöglichen. Aber nur durch die Ausübung dieser Funktionen werden die Organe in ihrer Struktur optimal erhalten. Beim Menschen liegen eben die Verhältnisse, unter diesem Blickwinkel betrachtet, gerade umgekehrt wie bei einer Maschine.

Für den Menschen gilt: Die Funktionen des Körpers müssen ausgeübt und trainiert werden, sonst verkümmern sie und die dazu gehörenden Organe ebenfalls. Diese Zusammenhänge sind sehr bedeutsam:

Wenn wir eine Funktion, z. B. Laufen, Denken oder Fühlen, lange Zeit nicht ausüben, so werden nicht nur die speziellen Fähigkeiten zurückgebildet, sondern auch das betreffende Organ, bzw. die Organsysteme werden an ihrer strukturellen Entfaltung gehindert. Wenn wir uns nicht bewegen, so verkümmert unsere Muskulatur, unsere Ausdauerleistung lässt nach und unsere Knochen entkalken. Doch wenn wir uns regelmäßig bewegen, so erhalten wir unsere Muskulatur und unsere Fähigkeit, z. B. eine ausgedehnte Wanderung zu machen; auch unsere Knochen bleiben kräftig.

Wenn wir uns keinen neuen Aufgaben, keinen neuen Herausforderungen stellen und deshalb unser Gehirn nicht gebrauchen, so vermindert sich die Anzahl der Verschaltungen zwischen den Nervenzellen im Gehirn.

Wenn wir uns tagtäglich jedoch geistig nur ein klein wenig fordern, bleiben wir geistig fit. Die Beispiele ließen sich vielfältig fortsetzen.

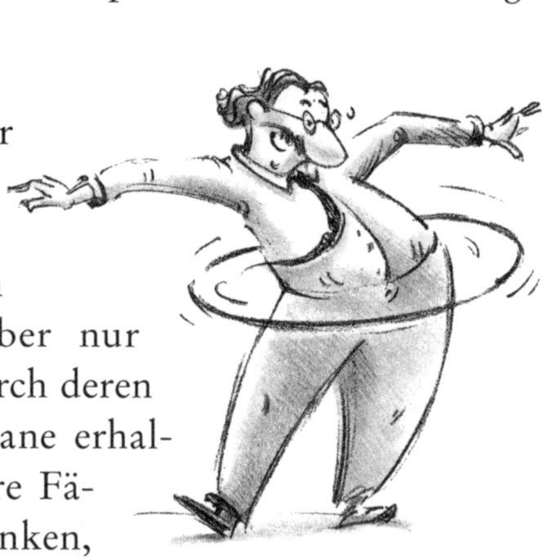

Folgende Erkenntnis können wir aus den Beispielen gewinnen: Unsere Organe ermöglichen es uns, bestimmte Fähigkeiten („Funktionen“) auszuüben, aber nur durch deren Ausübung bzw. durch deren Training werden auch die Organe erhalten. Deshalb müssen wir unsere Fähigkeiten, wie z. B. Gehen, Denken,

Sehen, Hören, Riechen, Gleichgewichtsregulierung zeitlebens aktivieren und trainieren. Nur durch ein regelmäßiges Benutzen und Trainieren werden unsere körperlichen Fähigkeiten intakt erhalten. Diese Zusammenhänge werden umso wichtiger, je älter wir werden.

Wählen Sie einfach aus jeder Regel eine Übung aus, die Sie jeden Tag einmal wie beschrieben ausführen.

Alle Übungen sind Möglichkeiten. Um sich ein effektives Training zusammenzustellen, müssen Sie also nicht alle Übungen absolvieren, sondern Sie wählen aus dem Angebot die Übungen aus, die Ihnen am besten liegen.

Beginnen Sie am besten mit den Bereichen, in denen Sie den größten Übungsbedarf haben. Mit Hilfe von einfachen Tests können Sie leicht feststellen, welche Bereiche das sind.

Überfordern Sie sich nicht. Probieren Sie jeden Tag eine neue Übung aus und machen danach die Übungen, die Sie in den Tagen zuvor gelernt haben. Beginnen Sie mit fünf Minuten am Tag und steigern Sie ganz allmählich die Übungszeit auf maximal 10 Minuten. Mit der Zeit sehen Sie selbst, welche Regeln für Sie am wichtigsten sind. Behalten Sie aus drei für Sie persönlich wichtigen Regeln je eine Übung bei und führen Sie diese drei Übungen täglich durch. Steigern Sie Ihr persönliches Vitalitäts-Training nach Lust und Laune.

Einige ausgewählte Übungen

Damit Sie einen ersten Eindruck gewinnen können, um welche Übungen es sich handelt, finden Sie hier die zehn Vitalitäts-Regeln im Überblick mit einigen ausgewählten Übungen.

1. Training der biologischen Vitalität

Ausdauer

- Gehen Sie täglich eine Stunde in zügigem Tempo spazieren. Etwa fünf Kilometer pro Tag Wandern ist für die körperliche Fitness ausreichend. Die Sauerstoffaufnahme ist bei einer Wanderung über acht Kilometer jedoch höher als bei einer Fünf-Kilometer-Wanderung.

Kraft

- Pressen Sie täglich Ihre Hände 10-mal für jeweils fünf Sekunden fest aneinander. Atmen Sie dabei weiter.

Schnelligkeit

- Drehen Sie für eine Minute Ihre Hände so schnell wie möglich hin und her.

Koordination/Balance

- Gehen Sie etwa 10 Meter vorwärts. Setzen Sie dabei den einen Fuß eng vor den anderen. (Seiltänzergang; Tandemgang)

Beweglichkeit/Flexibilität

- Bewegen Sie einmal pro Tag Ihre Hauptgelenke einmal durch: Fingergelenke, Handgelenke, Ellenbogengelenke, Schultergelenke, Hüftgelenke, Kniegelenke, Knöchel, Zehengelenke.

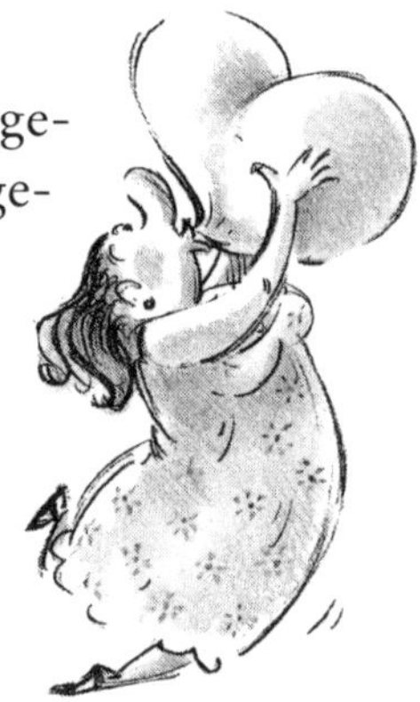

Lungentraining

- Blasen Sie jeden Tag 3-mal einen Luftballon auf etwa 20 Zentimeter auf.

Toilettentraining

- Gehen sie immer zu derselben Zeit auf die Toilette.

Training der Sinnesorgane

- Gehen Sie jeden Tag für mindestens 15 Minuten nach draußen.
- Lesen Sie jeden Tag mindestens eine Tageszeitung. Halten Sie sie für eine kurze Zeit so weit entfernt, dass Sie einen Satz gerade noch lesen können.
- Hören Sie jeden Tag Nachrichten im Radio. Stellen Sie die Lautstärke so ein, dass Sie den Sprecher gerade noch verstehen können.
- Riechen Sie jeden Tag an einem Parfüm oder an Zimt oder Pfefferminz. Halten Sie die Flasche so weit weg, dass Sie den Duft gerade noch wahrnehmen können.

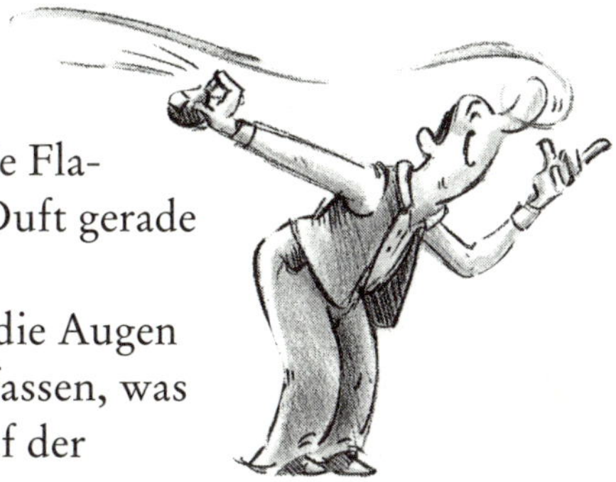

- Schließen Sie beim Essen kurz die Augen und versuchen Sie, genau zu erfassen, was Sie schmecken und wo Sie es auf der Zunge schmecken.
- Schließen Sie beim Essen kurz die Augen. Nehmen Sie Ihre Gabel in die Hand. Ertasten Sie die Gabel. Beschreiben Sie die Wärme/Kälte/Oberfläche der Gabel.

2. Training der sozialen Vitalität

- Versuchen Sie, nicht weniger als 10 Bekannte zu haben.
- Versuchen Sie jedes Jahr, einen Bekannten dazu zu erwerben.

- Unterhalten Sie sich jeden Tag 10 Minuten mit einem Fremden.
- Pflegen Sie ein oder zwei Hobbys.

3. Training der psychologischen Vitalität

- Achten Sie auf Ihr äußeres Erscheinungsbild.
- Ziehen Sie sich jeden Tag ausgehfertig an. Tragen Sie, außer zum Sport, keinen Trainingsanzug.
- Schreiben Sie zehn Dinge in einen Kalender, welche Sie im Voraus planen.
- Schreiben Sie zehn Wünsche, die Sie sich erfüllen möchten, in einen Kalender.

4. Training der geistig-mentalen Vitalität

- Sorgen Sie dafür, dass Ihre Kinder/Enkelkinder in einer geistig anregungsreichen Umgebung aufwachsen. Eine anregungsreiche Umgebung in der Kindheit (gebildete Eltern, städtische Umgebung) ist mit einer höheren geistigen Leistungsfähigkeit im Erwachsenenalter verbunden.
- Laden Sie viele Freunde, Bekannte und Familienmitglieder zu sich nach Hause ein.
- Schreiben Sie jeden Tag fünf Sätze mit der rechten Hand mit offenen und geschlossenen Augen.
- Schreiben Sie jeden Tag fünf Sätze mit der linken Hand mit offenen und geschlossenen Augen.

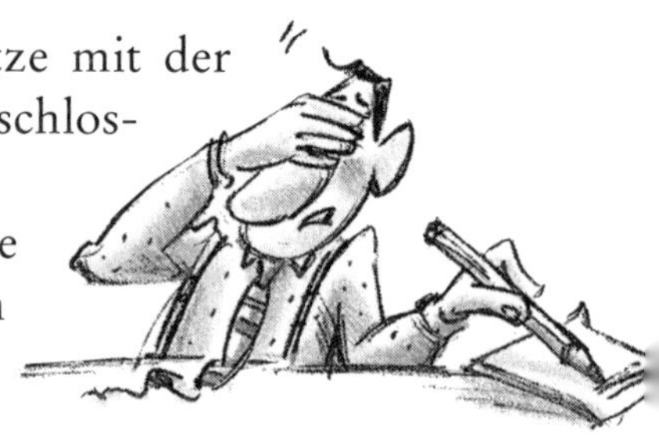

5. Training der reflektiven Vitalität, des „Denkens über das Denken"

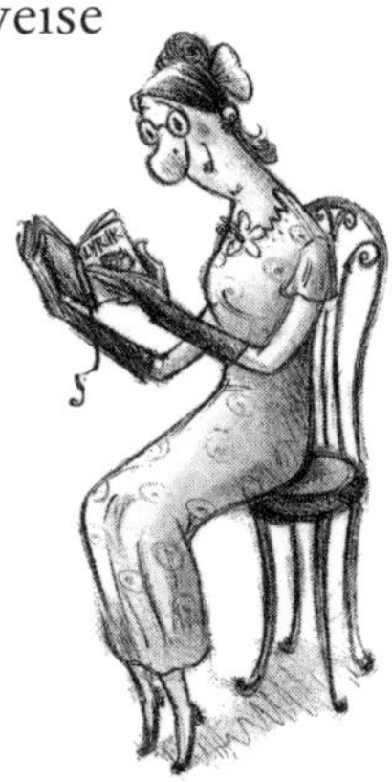

Denken Sie über die Antworten auf beispielsweise folgende Fragen nach:

- Welches Wissen will ich noch erwerben?
- Welche drei wichtigen Ziele habe ich?
- Über welche Dinge freue ich mich besonders?
- Was und wem will ich Gutes tun?

6. Training der regenerativen Vitalität

- Schlafen Sie auf jeden Fall mehr als fünf bis sechs Stunden, am besten acht Stunden.
- Dehnen Sie ein Mittagsschläfchen nicht über 10 bis 20 Minuten aus.

7. Training der diätetischen Vitalität

- Essen Sie vor einer geistigen Tätigkeit ein Stück Vollkornbrot, eine Banane, einen Apfel oder ein Joghurt.
- Essen Sie eine gesunde Mischkost mit viel Obst und Gemüse.
- Essen Sie 1-mal Fisch pro Woche, z. B. Makrele.
- Trinken Sie zwei bis drei Liter Flüssigkeit pro Tag.

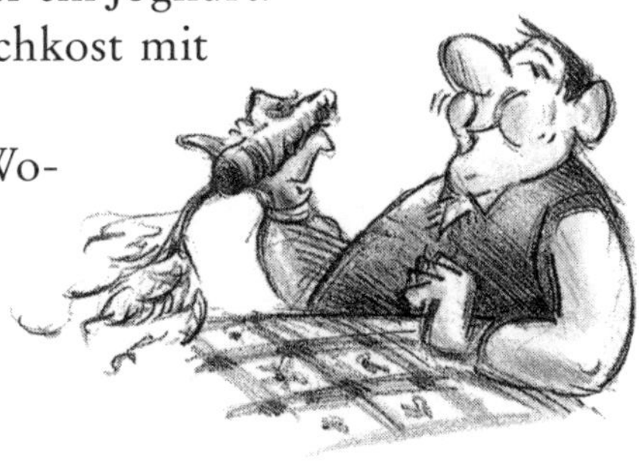

8. Training der Vitalität der lebensdienlichen gegenseitigen Teilhabe

- Suchen Sie mit einigen wenigen Menschen, die Ihnen liegen, einen intensiven Gedankenaustausch.
- Gehen Sie einmal pro Monat in ein Pflegeheim und lesen Sie einem Heimbewohner eine kleine Geschichte vor oder gehen Sie mit einem Heimbewohner einen Kaffee trinken. Auch Kindergartenkinder freuen sich sehr über Besuch und eine kurze Geschichte.

9. Training der kulturellen Vitalität

- Besuchen Sie einen Kurs in der Volkshochschule.
- Lernen Sie eine neue Sprache oder lernen Sie zu musizieren, zu töpfern, zu reden usw.
- Übernehmen Sie ein kleines Ehrenamt.
- Denken Sie nach über Religion und Religiosität.

10. Training der kreativen Vitalität

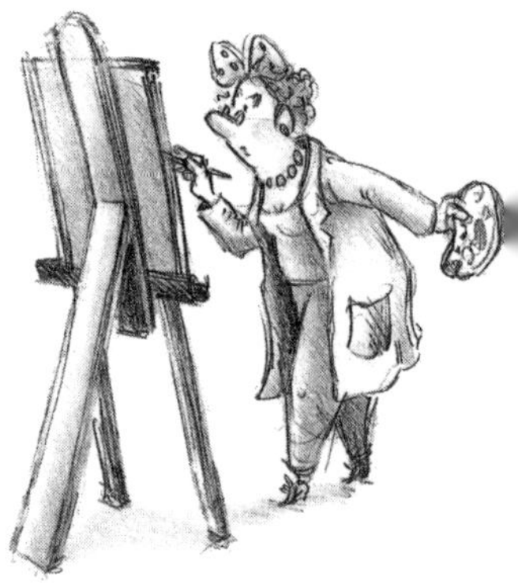

- Versuchen Sie ein wenig weise zu werden.
- Akzeptieren Sie, was und wie es ist, z. B., dass Sie älter werden, und wie Sie sind.
- Akzeptieren Sie, wie die anderen sind.
- Entfalten Sie von sich, was möglich ist. Verändern Sie in lebensdienlicher Weise, was möglich ist.

Merkmale „erfolgreichen" Alterns

Langlebigkeit, gute Gesundheit und selbstständige Lebensführung sind entscheidend für erfolgreiches Altern. Wenn Sie folgende Aussagen mit Ja beantworten können, sind Sie „erfolgreich" gealtert:

- Ich war und bin wenig krank und habe keine oder nur wenige körperliche Einschränkungen durch Erkrankungen.
- Ich bin geistig und körperlich fit.
- Ich erfülle alle vier Faktoren, die für eine geistige Leistungsfähigkeit im Alter von Bedeutung sind:
  - Ich hatte eine gute Ausbildung und ich bilde mich täglich durch die Zeitung, Bücher und Diskussionen weiter, weil ich neugierig bin.
  - Ich habe eine ausreichende körperliche Bewegung von z. B. mindestens 20 Minuten bis eine Stunde normales Gehen am Tag. Ich strenge mich durch körperliche Arbeit im Haus oder um das Haus oder durch Bewegungstraining etwas an.
  - Ich habe eine gute Lungenfunktion. Ich kann einen Luftballon auf 20 Zentimeter Größe aufblasen. Ich kann eine Kerze aus einer Entfernung von 20 Zentimetern ausblasen. Ich kann 10 Treppenstufen, ohne stehen zu bleiben, zügig hochgehen.
  - Ich habe ein großes Zutrauen zu meinen eigenen Fähigkeiten (Tests für das eigene Zutrauen siehe im Anhang).
  - Ich fühle mich wohl mit meinem Alter.

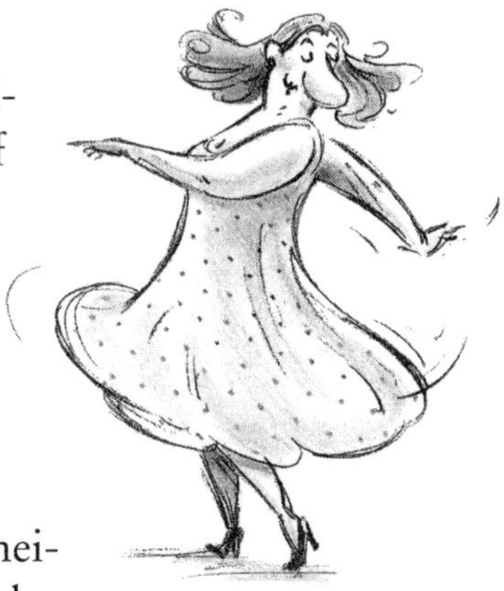

Römisch-katholische Nonnen, die gut ausgebildet waren (mindestens einen sogenannten Bachelor-Abschluss), wiesen im Gegensatz zu weniger gut ausgebildeten Nonnen folgende Merkmale auf:

- *Sie hatten eine bessere Mobilität.*
- *Ihre Handkraft war höher.*
- *Sie hatten eine bessere Handkoordination.*
- *In Bezug auf die Sehschärfe wiesen sie eine bessere Nah- und Fernsicht auf.*
- *Sie hatten weniger Störungen der geistigen Leistungsfähigkeit.*
- *Im Vergleich zu den weniger gut ausgebildeten Nonnen erhöhte sich ihre Lebenszeit um mehr als 3 ¼ Jahre. Dieser Effekt verschwand auch nicht nach dem 75. Lebensjahr.*
- *Im Vergleich zu den weniger gut ausgebildeten Nonnen waren sie körperlich und geistig mehr als 3 ½ Jahre länger in einer guten Verfassung.*

Die Übungen

1. Training der biologischen Vitalität

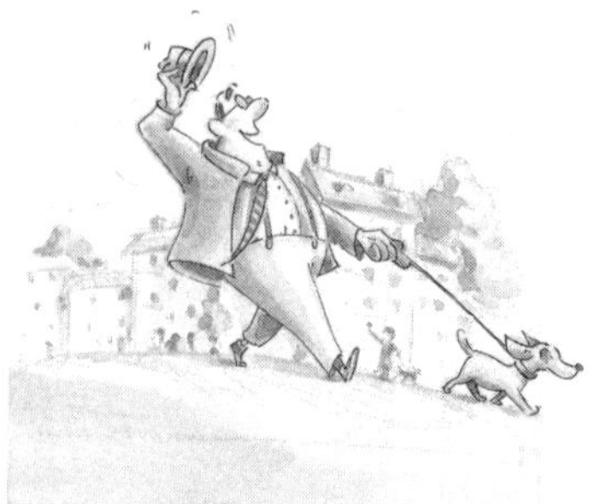

Die heutige Generation der 55- bis 70-Jährigen ist entsprechend der amerikanischen „Framingham Heart Study“ deutlich weniger funktionseingeschränkt als eine 17 Jahre vorher getestete Altersgruppe, biologisch also jünger als frühere Generationen im gleichen

Alter. Neben einer ärztlichen Untersuchung ergibt die Beantwortung (hervorgehobene Antworten) folgender Fragen nützliche Hinweise auf Ihre körperliche Gesundheit:

Ich bin gesund genug, um folgende Aktivitäten ohne Hilfe durchzuführen:

In ein Kino gehen **Ja**/Nein

In die Kirche gehen **Ja**/Nein

Zu einem Treffen gehen **Ja**/Nein

Jemanden besuchen **Ja**/Nein

In den ersten Stock hinauf- und hinuntergehen **Ja**/Nein

3 800 Meter gehen **Ja**/Nein

Trifft diese Aussage auf Sie zu:
Ich bin in keiner Aktivität eingeschränkt. **Ja**/Nein

Haben Sie im Augenblick körperliche
Beschwerden oder eine Erkrankung oder ein
Gesundheitsproblem, das Sie stört? Ja/**Nein**

Ich bin gesund genug, um folgende Arbeiten
durchführen zu können:

Schwere Arbeiten um das Haus herum, wie
z. B. Schnee schaufeln oder eine Wand abwaschen. **Ja**/Nein

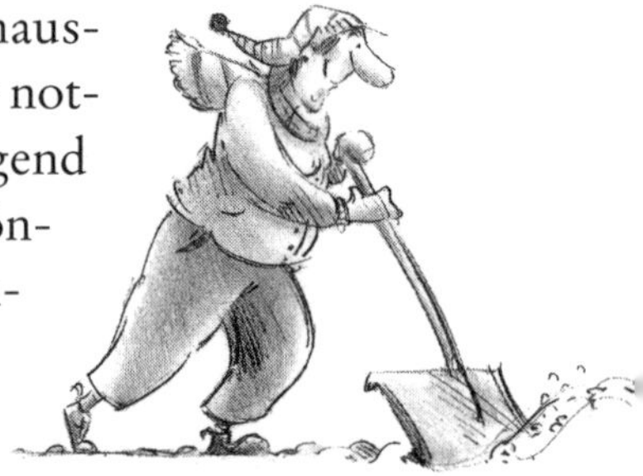

Versuchen Sie, unnötige Krankenhausaufenthalte zu vermeiden. Wenn es aber notwendig wird, dann führen Sie vorbeugend und sobald Sie es im Krankenhaus können, Bewegungsübungen und Gehirntraining (integratives Gehirntraining, z. B. Nousknacker®-Spiele unter www.wissiomed.de) durch.

Ein Krankenhausaufenthalt kann bei älteren Personen zu einem Abfall der geistigen Leistungsfähigkeit führen. Ein vorübergehender Abfall der geistigen Leistungsfähigkeit ist auch bei Patienten im mittleren Lebensalter von chirurgischen, kieferchirurgischen und dermatologischen Abteilungen zu beobachten. Innerhalb von 35 bis 40 Tagen kann ein vorübergehender IQ-Abfall von bis zu 15 Punkten auftreten.

Motorik

Körperlich fitte, über 80-jährige Personen haben noch folgende Fähigkeiten. Sie können ohne Schwierigkeiten

- 400 Meter gehen,
- etwa 10 Pfund hochheben,
- 10 Treppenstufen hochgehen, ohne Pause zu machen,
- und haben keine Schwierigkeiten beim Bücken, bei der Hocke und beim Knien.

Diese fitten 80-Jährigen leben länger, weisen weniger Klinikaufenthalte auf, müssen weniger in Pflegeheime. Die Hälfte von ihnen war zwei Jahre später noch genauso fit.

Wenn Sie selbst oder einer Ihrer Bekannten 80 Jahre alt ist und Sie oder Ihr Bekannter die nachfolgenden Fragen mit „Ja" beantworten können, haben Sie oder Ihr Bekannter gute Aussichten, die körperliche Unabhängigkeit noch lange aufrechterhalten zu können:

- Können Sie etwa 400 Meter ohne Schwierigkeiten gehen? **Ja** / Nein
- Können Sie etwa 10 Pfund ohne Schwierigkeiten hochheben? **Ja** / Nein
- Können Sie 10 Treppenstufen hochgehen, ohne Zwischendurch stehen bleiben zu müssen? **Ja** / Nein
- Können Sie sich bücken, niederknien (in die Hocke gehen) und auf dem Boden kriechen? **Ja** / Nein

Zusätzlich ergeben sich folgende erfreuliche Aussichten:

- Diese Fähigkeiten sind mit einer *niedrigeren Sterberate* in den nächsten zwei Jahren verbunden.
- Diese Fähigkeiten sind mit einer *geringeren Aufnahmehäufigkeit in ein Krankenhaus* verbunden.
- Diese Fähigkeiten sind mit einer *geringeren Inanspruchnahme von Ärzten* verbunden.
- Diese Fähigkeiten sind mit einer mit einer *geringeren Aufnahmehäufigkeit in ein Pflegeheim* verbunden.

50 % der Frauen und 42 % der Männer über 80 Jahre konnten für die nächsten zwei Jahre diese Fähigkeiten erhalten. Wenn die körperlichen Aktivitäten in dieser aktiven Gruppe fortgesetzt wurden, traten keine Arthrosebeschwerden und keine Herzkreislauferkrankungen auf. Die erhaltenen körperlichen Fähigkeiten waren verbunden mit einer Tendenz zum Normalgewicht. Die erhaltenen körperlichen Fähigkeiten waren verbunden mit einem hohen Ausbildungstand (etwa 13 Jahre).

Durch körperliches Training verbessern Sie Ihr biologisches Alter um 20 Jahre! Aber leider sind 75 % aller über 65-Jährigen körperlich inaktiv. Nur 7,5 % aller über 65-Jährigen trainieren regelmäßig und nur 5 % aller über 65-Jährigen trainieren so, dass ein Effekt auf Lungenfunktion und Kreislauffunktion erkennbar wird. Leider werden nur 39 % der körperlich inaktiven Personen von ihrem Arzt auf die Notwendigkeit körperlichen Trainings hingewiesen.

Pensionäre, die nach ihrer Pensionierung körperlich inaktiv werden, zeigen einen signifikanten Abfall der Hirndurchblutung. Pensionäre, die weiter arbeiten und Pensionäre, die sich regelmäßig körperlich betätigen, verzeichnen keinen Abfall ihrer Hirndurchblutung. In Tests zur geistigen Leistungsfähigkeit schneiden sie besser ab als ihre inaktiven Kollegen. Durch lebenslange körperliche Aktivität können Abfälle motorischer Funktionen, z. B. Reaktionszeit, Balance oder Flexibilität aufgehalten werden.

Weiterhin haben im Durchschnitt 76-jährige Personen, die körperlich fit und aktiv sind, weniger Schmerzen, ausgeglichenere Emotionen, erleben weniger soziale Isolierung und verfügen über eine höhere Ganggeschwindigkeit als ihre körperlich inaktiven Alterskollegen.

Es stellt sich also die Frage: Wie können Sie Ihre körperliche Fitness einfach und hochwirksam trainieren? Antwort: Sie trainieren Ihre Ausdauer, Ihre Kraft, Ihre Schnelligkeit, Ihre Koordination, Balance, Gleichgewicht und Ihre Beweglichkeit/Flexibilität. Durch körperliches Training verbessern Sie Ihr biologisches Alter um 20 Jahre.

Ausdauer

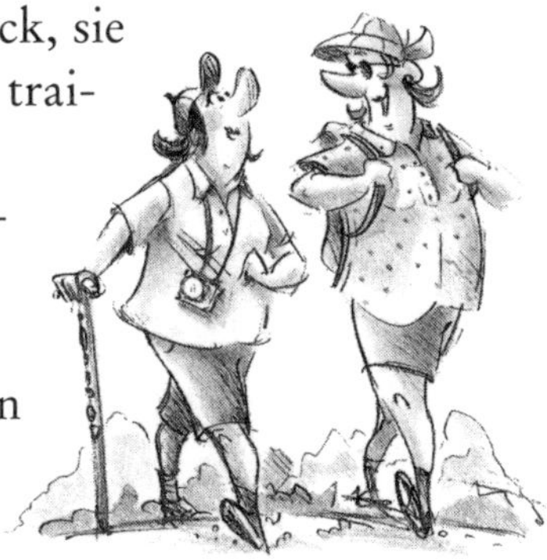

Die Ausdauerleistung geht im Alter zurück, sie ist jedoch bis ins sehr hohe Alter sehr gut trainierbar:

Gehen Sie täglich eine Stunde in zügigem Tempo spazieren. Sie sollten noch durch die Nase einatmen können und sich mit Ihrem Wanderfreund noch unterhalten können. Etwa fünf Kilometer pro Tag Wandern ist für die körperliche Fitness ausreichend. Die Sauerstoffaufnahme ist bei einer acht Kilometer langen Wanderung allerdings höher als bei einer fünf Kilometer langen Wanderung.

Bereits 3- bis 4-mal pro Woche 30 bis 40 Minuten aerobes Training bewirkt einen zusätzlichen Kalorienverbrauch von 2000 kcal/Woche. Sie werden durch Gehen schlank! Die entspricht etwa eine Stunde Spazierengehen 4-mal die Woche.

Weiterhin beugen Sie, wenn Sie sechs Stunden pro Woche gehen, einer Verkalkung Ihrer Arterien vor und Sie bringen, das ist fantastisch, Ihre Herzkranzarterien dazu, Verkalkungen abzubauen und wieder ziemlich zart und elastisch zu werden!

Nach ein bis fünf Jahren tritt, wenn durch körperliche Bewegung etwa 2200 kcal/Woche verbraucht werden, eine Rückbildung der Gefäßverkalkung an den Herzkranzgefäßen ein. Dies entspricht einer Laufstrecke von etwa 32 km/Woche oder etwa sechs Stunden Gehen pro Woche. Auf geht's!

Aerobes Training heißt: Der Körper verbraucht so viel Sauerstoff, wie er tatsächlich zur Verfügung hat. Er geht keine Sauerstoffschuld ein und produziert auch nicht vermehrt Milchsäure.

Achtung: Rauchen Sie nicht vor dem Training und trinken Sie keinen Alkohol nach dem Training und machen Sie keine kohlenhydratarme Diät. Denn: Nach dem dritten „Zug“ an der Zigarette ist der Trainingseffekt dahin. Wenn Alkohol direkt im Anschluss an das Training getrunken wird, verlangsamt sich die Regeneration.

Beim Ausdauertraining ist zu beachten, dass eine kohlenhydratarme Diät (15 %) bei ergometrischen Übungen zu einer Erhöhung von giftigen Stoffwechselprodukten (Ammoniak) im Blut führt, die eine starke Müdigkeit und Konzentrationsstörungen hervorrufen können.

Außerdem werden Sie durch Bewegung jünger! Die Erhöhung der aeroben Ausdauer (Training ohne Sauerstoffschuld) und die Erhöhung der Muskelkraft durch Training verbessert das biologische Alter um 20 Jahre. Es kommt zu einer Erhöhung der Lebensspanne um etwa 3,5 Jahre. Die Zeit der Funktionseinschränkungen (z. B. keine Treppen mehr steigen zu können) verkürzt sich um acht bis 10 Jahre, bei älteren Personen. Dadurch kommt es zur Erhöhung der Lebensqualität. Weiterhin erhöht ein dreimonatiges aerobes Training von Männern und Frauen im Alter zwischen 60 und 72 Jahren (45 Minuten pro Tag; 4-mal die Woche) die Kraft und Ausdauerleistung der Streckmuskulatur des Oberschenkels.

Ein 12 Monate dauerndes aerobes Training von etwa 72-jährigen Frauen (Übungen der Kraft, Koordination, Balance, Gewichtheben) führt zur Erhöhung der Oberschenkelstreckmuskulatur (M. Quadriceps) und der Balance. Diese Verbesserungen haben eine Erniedrigung des Knochenbruchrisikos zur Folge. Gehen Sie deshalb, so oft Sie können, 10 bis 15 Treppenstufen hoch, ohne abzusetzen.

Folgende Sportarten und Tätigkeiten eignen sich für ein Ausdauertraining:

- „Waldlauf" am Fenster
- Treppensteigen
- Wandern
- Radfahren
- Bergwandern
- Skilanglauf
- Schwimmen (bei 31 bis 32° C)
- Ballspiele
- Trockenrudern
- Tanzen

12 Wochen Tanzen erhöht das Bewegungsausmaß der Sprunggelenke, der Kniegelenke, der Schultergelenke und der Handgelenke. Dann befindet man sich im aeroben Bereich. Die Pulsfrequenz sollte in etwa 170 Schläge/Minute minus Lebensalter betragen.

Der körperliche Intensitätsbereich des aeroben Trainings wird durch folgende Übungen erreicht:

- Gehen mit Last (z. B. beim Einkaufen)
- Treppensteigen (25 bis 50 Minuten)
- Mittelschwere Gartenarbeit
- Gehen fünf bis sieben Kilometer pro Stunde in der Ebene
- Wandern
- Bergwandern
- Skiwandern
- Ski-Alpin-Piste
- Standfahrrad 50 bis 100 Watt

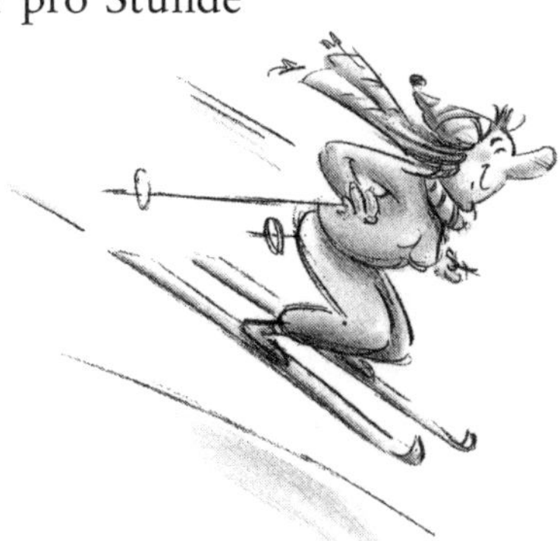

- Ganzkörpergymnastik
- Aquarobic
- Golf
- Tanzen (Foxtrott, langsamer Walzer)
- Tischtennis
- Badminton

Folgende Sportarten sind für ein Ausdauertraining *nicht* geeignet:

Langstreckenlauf (etwa 100 Kilometer pro Woche) kann sich ungünstig auf den Gelenkapparat auswirken. Es kann zu Gelenk- und Knorpelveränderungen insbesondere an den Hüftgelenken kommen.

Beim Training sollte man immer noch durch die Nase einatmen und sich unterhalten können. Dann befindet man sich normalerweise im aeroben Bereich. Die Pulsfrequenz sollte in etwa 170 bis 180 Schläge/Minute minus Lebensalter betragen. Günstig ist es, wenn Sie einmal Ihren Milchsäurespiegel während des Trainings durch einen Mediziner bestimmen lassen.

Wichtig:

- Lassen Sie jedes Jahr vorab eine Grippeschutzimpfung durchführen.
- 400 Meter Gehen pro Tag beugt der Pflegebedürftigkeit und der Demenz vor.
- 20 Minuten Gehen pro Tag (fünf Tage pro Woche) erhöht die geistige Leistungsfähigkeit.
- Etwa 3,2 Kilometer Gehen pro Tag erniedrigt die Herzinfarktrate bei Frauen um etwa 50 %.
- Etwa fünf bis sechs Kilometer Gehen pro Tag führt zu einer Rückbildung der Arteriosklerose der Herzkranzgefäße.

- Beim Wandern geht *immer* der Leistungsschwächste voran und bestimmt das Gehtempo! Damit beugt man Komplikationen im Herzkreislaufbereich auf elegante Weise vor!

Wenn es regnet:

- Gehen sie pro Tag 200 Treppenstufen als Minimum und 600 Treppenstufen als Optimum.

Das hilft Ihnen beim Treppenzählen: Bereiten Sie zwei Gläser mit 40 Murmeln (oder 1-Cent-Stücken oder Streichhölzern) vor. In das eine Glas füllen Sie Murmeln. Wenn Sie einmal die Treppe hochgelaufen sind (meist sind es 15 Treppenstufen), legen Sie eine Murmel in das leere Glas. Am Abend sollten sich mindestens 14 und optimal 40 Murmeln in dem zweiten Glas befinden. Probieren Sie diesen Trick aus. Er funktioniert fantastisch.

Alternativ zum Treppensteigen können Sie auch 4 x 50 Kniebeugen durchführen.

Kraft

Ab dem 50. Lebensjahr geht die Kraft ohne Krafttraining pro Lebensdekade (10 Jahre) um etwa vier bis acht Prozent zurück. Widerstandstraining sollte pro Übung nicht mehr als fünf Sekunden durchgeführt werden.

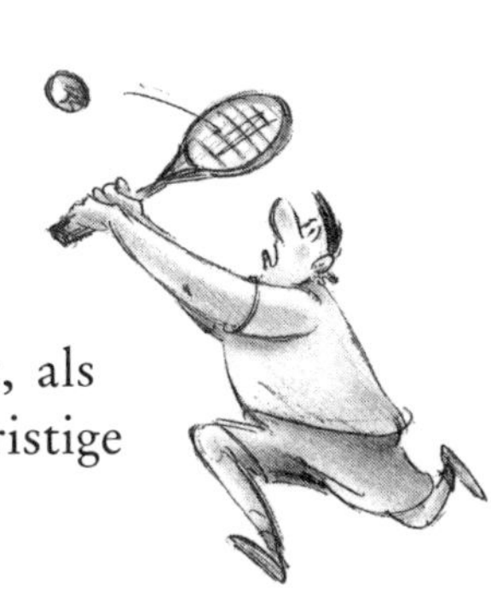

Beispiel:

Mein 36-jähriger Sohn Benno fordert mich zum Tennisspielen auf. Ich hole meine Balldose mit den drei Tennisbällen. Der Deckel klemmt, als ich die Dose öffnen will. Ich benötige eine kurzfristige *Maximalkraft (statische Kraft)*, um sie zu öffnen.

Beim anschließenden Spiel muss ich gut und schnell hochspringen können, um die Bälle von Benno zu erreichen. Anschließend muss ich den Ball schnell in das Feld von Benno zurückschlagen. Hierzu benötige ich eine gute *Schnellkraft (dynamische Kraft).* Leider verliere ich das Spiel. Meine Schläge wurden mit der Zeit zu langsam.

Zuhause angekommen, habe ich mich belesen. Ich war doch ziemlich durcheinander, als mir Folgendes klar wurde:

Zwischen dem 20. und 90. Lebensjahr nimmt die Muskelmasse um fast 50 % ab.

Zwischen dem 50. und 70. Lebensjahr nimmt die Kraft der Oberschenkelmuskulatur um etwa 30 % ab. Nach dem 70. Lebensjahr nimmt die Muskelkraft noch einmal dramatisch ab. Bei 80-jährigen Frauen und Männern reduziert sich die Muskelkraft der Kniestrecker im Vergleich zu 70-jährigen Männern und Frauen um 30 %!

Ursachen:

Als Hauptfaktor des Muskelschwunds stellt sich eine langfristige körperliche Inaktivität und speziell das Fehlen von intensiven Kraftbeanspruchungen heraus.

Die Reduktion der Muskelkraft führt zu einer Verminderung der Atmung durch den Zwerchfellmuskel, der Wachheit, der Gehgeschwindigkeit, der Beweglichkeit des Schultergelenks, des Gleichgewichts, der Knochenfestigkeit und zur Erhöhung der Sterblichkeit.

Wenn die Kniestreckkraft bei 74- bis 84-jährigen Personen innerhalb von 48 bis 58 Monaten (vier bis fünf Jahren) deutlich absinkt, erhöht sich das Risiko zu sterben um das 2,5fache.

Wenn bei dem gleichen Personenkreis im gleichen Zeitraum die Handkraft absinkt, erhöht sich die Sterblichkeit um das 1,8-fache. Sinkt die Gehgeschwindigkeit ab, erhöht sich die Sterblichkeit um das 2-fache.

Bei 70-jährigen und älteren Personen ging die Verminderung der Handkraft innerhalb von etwa 3,5 Jahren mit einer Verminderung der geistigen Schnelligkeit und des Erinnerns einher.

Ich fange richtig an zu schwitzen, als ich das alles lese. Sofort will ich anfangen zu trainieren. Dadurch hoffe ich, meine Muskelkraft, meine Muskelbeweglichkeit und meine Gelenkbeweglichkeit zu steigern. Da ich zwischendurch unter Kniegelenksbeschwerden litt und mein Arzt einen Verschleiß, eine Arthrose, festgestellt hatte, war ich beruhigt in einer medizinischen Zeitschrift zu lesen: „Bereits eine Zunahme der Kraft um 20 % bei Männern und 25 % bei Frauen kann die Wahrscheinlichkeit einer Kniegelenksarthrose reduzieren."

Jetzt führe ich zu Hause regelmäßig Krafttraining durch. Ich stemme täglich mit kleinen Pausen zwei Fünf- und 10-Kilogramm-Hanteln für jeweils fünf bis 10 Sekunden so häufig wie möglich. Diese Übungen führe ich auf einem Fußmassagegerät durch, das Vibrationen erzeugt, da diese Kombination eine Zunahme der Muskelkraft um 20 % innerhalb von vier Wochen bewirkt. Weiterhin mache ich Kniebeugen, Liegestütze und Trockenruderübungen. Auf diese Weise hoffe ich in kurzer Zeit meine Kraftausdauer zu verbessern.

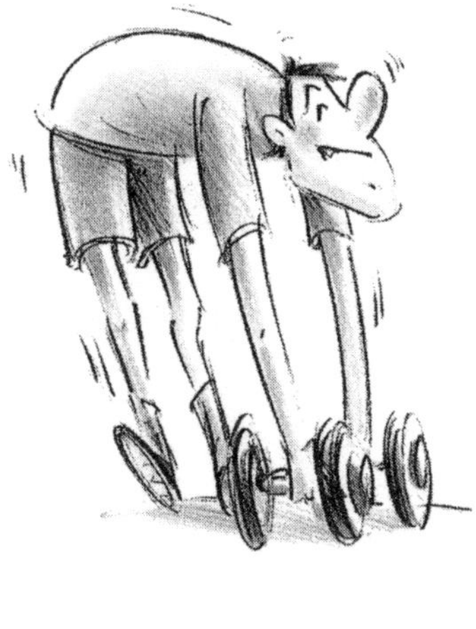

Trainingsempfehlung

1. Stemmen Sie täglich mehrmals eine Fünf-Kilogramm-Hantel 10-mal hintereinander in die Höhe.
   Stellen Sie sich dabei auf ein Vibrationsgerät (z. B. Fußmassagegerät). Atmen Sie während des Hantelstemmens weiter!

2. Pressen Sie täglich mehrmals Ihre Hände 10-mal für jeweils fünf Sekunden fest aneinander. Atmen Sie dabei weiter.

3. Beugen und strecken Sie mit einer drei bis fünf Kilogramm schweren Hantel die Unterarme. Wiederholen Sie die Übung etwa 10-mal. (Training der Armbeugermuskulatur; M. Biceps)

4. Heben Sie Ihre Arme gestreckt parallel zum Oberkörper mit zwei drei bis fünf Kilogramm schweren Hanteln in den Händen an und lassen Sie sie dann absinken, sodass sie seitlich an den Oberschenkeln anliegen. Wiederholen Sie die Übung etwa 10-mal. (Seitliche Armerhebung; M. Deltoideus)

5. Legen Sie den rechten Arm über die rechte Schulter. Halten Sie dabei eine drei bis fünf Kilogramm schwere Hantel in Ihren Händen. Anschließend strecken Sie den Arm und beugen ihn wieder über die rechte Schulter (Armstreckung und Beugung; M. Trizeps). Wiederholen Sie die Übung etwa 10-mal.

6. Danach wiederholen Sie die Übung in der gleichen Weise mit dem linken Arm.

7 Beugen Sie 10- bis 40-mal die Knie um 90 Grad und richten Sie nach jeder Kniebeugung den Oberkörper wieder schnell auf.

8 Beugen Sie die Knie um etwa 80 Grad. Sie schweben sozusagen über einem Stuhlsitz. Verharren Sie in dieser Position für jeweils 10 Sekunden. Wiederholen Sie die Übung 10- bis 40-mal.

9 Versuchen Sie, sich vom Stuhl aufzurichten. Pressen Sie Ihre Hände auf die Oberschenkel, sodass sich Arm- und Beinmuskulatur stark anspannen. Sie drücken so stark mit Ihren Händen gegen Ihren Oberschenkel, dass Ihnen das Aufstehen nicht gelingt. Verharren Sie in dieser Position für jeweils fünf Sekunden. Wiederholen Sie die Übung 10- bis 40-mal. Atmen Sie dabei weiter. Halten Sie auf keinen Fall, auch nicht zwischendurch die Luft an!

Schnelligkeit

Die Schnelligkeit geht im Alter bis um das Zweifache zurück. Sie ist durch aerobes Training, z. B. zügiges Wandern, zu verbessern. Die Gehgeschwindigkeit zeigt eine enge Beziehung mit der Fitness im Herzkreislaufbereich.

1 Drehen Sie für eine Minute Ihre Hände so schnell wie möglich hin und her.

2 Legen Sie Ihre Hände mit der Rückseite auf die Oberschenkel. Drehen Sie die Hände so schnell Sie können hin und her. Dabei berühren Sie bei jedem Umdrehen den Oberschenkel

entweder mit der Handinnenseite bzw. dem Handrücken. Nach jedem Handumdrehen wird die Hand kurz vom Oberschenkel abgehoben. Innerhalb von fünf Sekunden sollten mehr als sieben Umdrehungen möglich sein. Dies ist ein Kombinationstraining für Schnelligkeit und Koordination.

3 Kreisen Sie so schnell wie möglich 40-mal den linken und anschließend den rechten Arm (wie einen „Dreschflegel") Sie werden bemerken, wie Ihre Hände ein wohliges warmes Gefühl bekommen, da sie durch diese Übung besser durchblutet werden.

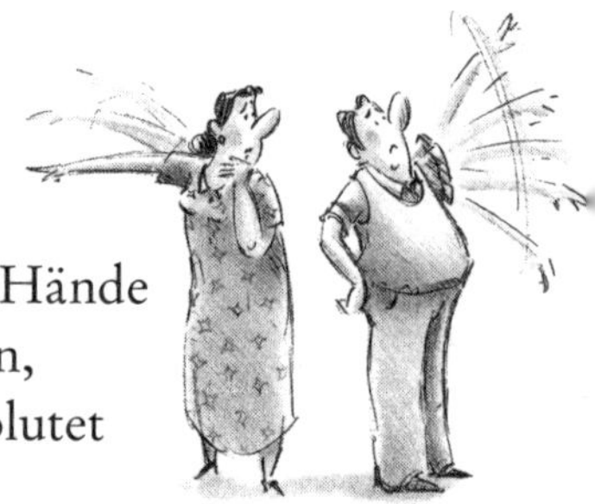

4 Tippen Sie so schnell wie möglich mit dem vorderen Fußballen bei feststehender Ferse den Fußboden an. 15 Bodenberührungen innerhalb von fünf Sekunden sind ein gutes Ergebnis. Versuchen Sie mit der Zeit die Anzahl der Bodenberührungen innerhalb der fünf Sekunden zu steigern.

5 Drehen Sie so schnell wie möglich für etwa 10 Sekunden die Hände hin und her.

6 Gehen Sie 12 Meter so schnell wie möglich. Günstig ist es, wenn Sie diese Strecke als 70-Jähriger in etwa 12 Sekunden oder weniger zurücklegen können.

Bei 73-Jährigen beträgt die Gehgeschwindigkeit ohne Training noch etwa 10 Meter in 10 Sekunden. Bei 83-Jährigen beträgt die Gehgeschwindigkeit ohne Training noch etwa 8,5 Meter in 10 Sekunden. Bei 93-Jährigen beträgt die Gehgeschwindigkeit ohne

Training noch etwa 7,5 Meter in 10 Sekunden. Damit hat sich die Gehgeschwindigkeit ohne Training im Vergleich zu jungen Menschen um die Hälfte verlangsamt.

Eine Verlangsamung der Gehgeschwindigkeit sagt bei älteren Menschen weiterhin eine Störung der geistigen Leistungsfähigkeit und Stürze voraus.

Um im Alter die Gehgeschwindigkeit nicht zu vermindern, sind folgende Übungen günstig:

1. Gehen Sie täglich für eine Stunde in zügigem Tempo spazieren.

   Ein normaler Gang benötigt ein Zusammenspiel (Synergie) unterschiedlicher Funktionen. Beim Gehen müssen etwa 1000 Muskeln synchronisiert werden, um über 200 Knochen und etwa 100 Gelenke zu bewegen. Ein aerobes Training von 60 bis 72 Jahre alten Männern und Frauen (45 Minuten pro Tag; 4-mal die Woche; drei Monate lang) erhöht die Schnelligkeit der Muskelkontraktion und die Gehgeschwindigkeit.

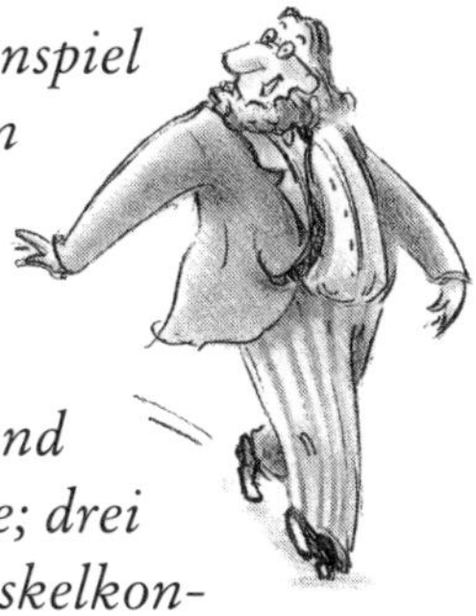

2. Führen Sie Tai-Chi-Training durch.

3. Führen Sie ein Krafttraining der Beine durch. Wie Sie das durchführen können, sehen Sie beim Abschnitt „Kraft“, Seite 43.

4. Klopfen Sie während des Gehens mit dem Zeigefinger der rechten Hand alle 10 Minuten für 10 Sekunden so schnell

als möglich leicht auf die linke Handinnenfläche. Dadurch gehen Sie anschließend schneller.

5 Schwingen Sie beim Gehen die Arme mit.

6 Beugen Sie beim Gehen leicht die Ellenbogen.

7 Achten Sie darauf, dass Sie nicht zu breitbeinig gehen.

8 Vermeiden Sie, zu schlurfen.

9 Heben Sie Ihre Füße immer schnell vom Boden ab.

10 Beugen Sie die Beine beim Gehen gut durch.

11 Beugen Sie den Körper während des Gehens nicht nach vorne.

12 Üben Sie unter gegenseitiger Aufsicht den Übergang vom Gehen zum Rennen.

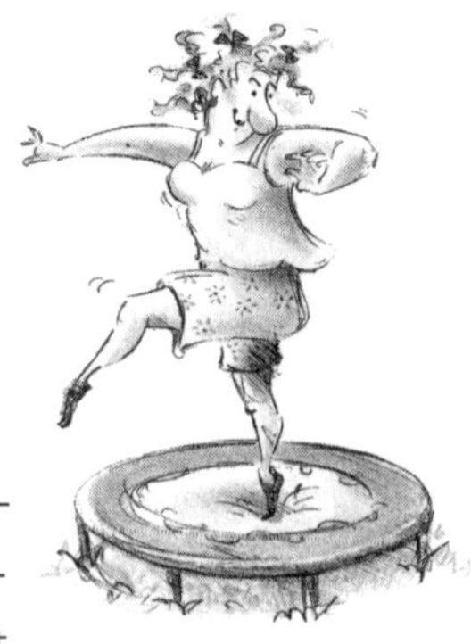

13 Führen Sie Trampolinübungen (mit Haltestange) durch. Versuchen Sie einen Einbeinstand mit offenen Augen auf dem Minitrampolin.

14 Zweimal pro Woche 60 Minuten leichte körperliche Übungen (Gehen, Balancieren, Ballspiele) etwa sechs Monate lang durchgeführt verbessern bei 75- bis 87-Jährigen die Gehgeschwindigkeit um ein Drittel!

Koordination

1 Ab dem 50. Lebensjahr geht das harmonische Zusammenspiel der Muskeln (koordinative Fähigkeit) um etwa 15 % zurück. Ab dem 80. Lebensjahr geht die koordinative Fähigkeit um etwa 50 % zurück. Ein guter körperlicher Trainingszustand ist besonders im höheren Lebensalter der beste Unfallschutz und Schutz vor Stürzen. Die Koordinationsfähigkeit wird im Alter zunehmend vom Training abhängig. Je besser die geistige Leistungsfähigkeit im Alter ist, desto besser ist die Bewegungskoordination.

2 Schreiben Sie mit der ungewohnten Hand fünf Sätze.

3 Klemmen Sie den Kugelschreiber zwischen Zeigefinger/ Mittelfinger oder Mittelfinger/Ringfinger oder Ringfinger/ kleiner Finger der linken oder rechten Hand beim Schreiben leicht ein.

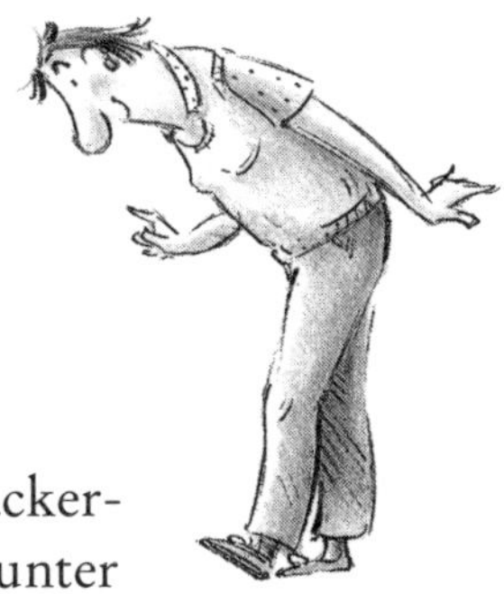

4 Setzen Sie für etwa 10 Meter einen Fuß eng vor den anderen.

5 Gehen Sie eine „acht" rückwärts.

6 Trainieren Sie jeden Tag mit den „Nousknacker-spielen" eins und zwei, die Sie im Internet unter www.wissiomed.de finden. Je besser die geistige Fitness ist, desto besser ist die Koordinationsfähigkeit.

7 Führen Sie so schnell wie möglich den Daumen hintereinander zu den einzelnen Fingern. Der Daumen wird innerhalb

von fünf Sekunden so schnell als möglich mit dem Zeigefinger, Mittelfinger, Ringfinger und kleinem Finger berührt. Dies wird so häufig und so schnell wie möglich innerhalb von fünf Sekunden wiederholt.

8 Daumen zu Zeigefinger, Mittelfinger, Ringfinger, kleiner Finger. Vier oder mehr komplette Daumen-Fingerdurchgänge innerhalb von fünf Sekunden sind ein gutes Ergebnis.

9 Hin- und Herdrehen der Hände (Pronation – Supination). Sie sitzen in einem Stuhl ohne Lehnen. Die Arme liegen dem Körper an. Der Ellenbogen ist 90 Grad gebeugt. Das Handgelenk befindet sich in neutraler Position, die Handinnenfläche (Palmarseite) ist dem Oberschenkel zugewandt. Der Oberschenkel wird erst mit der Handinnenseite (Palmarseite) der Hand und dann mit dem Handrücken berührt. Nach jedem Handumdrehen wird die Hand kurz vom Oberschenkel abgehoben.

10 Die Handgeschicklichkeit sagt ein unabhängiges Leben im Alter (unabhängiges Leben im Vergleich zum Aufenthalt im Pflegeheim oder Altersheim) voraus. Diese Vorhersage ist weitgehend unabhängig vom Alter und der geistigen Leistungsfähigkeit. Der Normalwert liegt bei mehr als sieben Drehungen in fünf Sekunden.

11 Gliedmaßenkoordination mit „Fußtapping“: Sie sitzen in einem Stuhl ohne Lehnen. Beide Füße befinden sich ohne Schuhe auf dem Fußboden. Sie heben den Vorderfuß an. Die Ferse bleibt auf dem Boden. Sie versuchen innerhalb von 15 Sekunden möglichst häufig mit dem vorderen Fußballen den

Boden zu berühren („Fußtapping"). Normal sind mehr als 13 bis 15 Bodenberührungen in fünf Sekunden.

12 Als Training für die Koordination sind folgende Sportarten gut geeignet: Schwimmen, Radfahren, Tischtennisspielen, Golf spielen, Wandern.

Balance/Gleichgewicht

1 Bei älteren Personen, die in der Stadt wohnen, ist im Vergleich zu Personen, die auf dem Land wohnen, eine verminderte Balancefähigkeit festzustellen. Der Unterschied erhöht sich mit ansteigendem Alter. Ältere Stadtmenschen müssen frühzeitig ihre Balancefähigkeit trainieren.

2 Sorgen Sie für eine Ernährung, die ausreichend Vitamin B 12 und Folsäure enthält. Dies vermindert das Risiko, eine Oberschenkelhalsfraktur zu erleiden, um etwa 75 %.

3 Setzen Sie für etwa 10 Meter einen Fuß eng vor den anderen.

4 Gehen Sie eine „8" rückwärts.

5 Kriechen Sie auf dem Boden eine „8" rückwärts.

6 Gehen Sie jeden Tag für 10 Minuten barfuß in Ihrer Wohnung oder Ihrem Garten umher.

7 Gehen Sie immer schneller, bis Sie für einige Meter für fünf Sekunden rennen.

8 Machen Sie Gehübungen auf dem Minitrampolin (Trampolin mit Haltestange).

9 Stehen Sie mit offenen Augen für etwa 20 bis 22 Sekunden auf einem Bein. Versuchen Sie dabei Ihre Zehen anzuspannen.

Je besser Ihre Kniestreckkraft und Ihre Fähigkeit, die „8“ rückwärts zu gehen ausgeprägt ist, desto besser steht es um Ihre Gehgeschwindigkeit, Ihre Fähigkeit zum Einbeinstand und um Ihre Leitungsfähigkeit beim Treppensteigen.

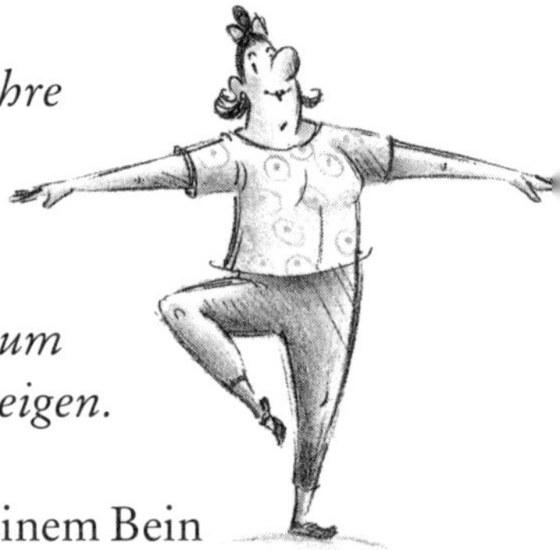

10 Stehen Sie mit offenen Augen und auf einem Bein auf einem Minitrampolin, so lange es geht (bis zu 22 bis 30 Sekunden).

Das Training des Gleichgewichts mithilfe des Einbeinstandes auf einer instabilen Unterlage erhöht die Maximalkraft und die Schnellkraft. Weiterhin werden Balancefehler schneller korrigiert. Gleichzeitig wird die Kontrolle über das Fußgelenk besser. Somit ist dies auch ein Training zur Sturzvorbeugung.

11 Führen Sie ein Tai-Chi-Training durch.

Auch bei 80-Jährigen zeigte ein Balancetraining nach drei Monaten (dreimal pro Woche 45 Minuten Training) deutliche Verbesserungen. Die Verbesserungen entsprachen Werten von drei bis 10 Jahre jüngeren Personen. Ein Tai-Chi-Training von 1-mal eine Stunde pro Woche konnte in den nächsten sechs Monaten diese Verbesserungen in etwa aufrechterhalten.

Zusätzlich erhöhen diese Übungen die Muskelstärke der Kniebeuger und der Kniestrecker um etwa ein Viertel. Durch Tai-Chi-Übungen reduziert sich das Sturzrisiko um etwa 50 %.

12 Gehen Sie täglich für eine Stunde in zügigem Tempo spazieren. Aerobe Bewegungsübungen verbessern die Balance und Mobilität bei Älteren.

13 Versuchen Sie folgende Auffälligkeiten beim Gehen zu vermeiden. Diese gehen nämlich immer mit einer Abnahme der Gehgeschwindigkeit und einem etwa dreifach erhöhten Sterberisiko einher:

- Vorübergebeugter Körper; gehen Sie aufrecht!
- Verkürzte Schrittlänge; machen Sie längere Schritte!
- Langsamer Gang; gehen Sie schneller!
- Geringes Mitschwingen der Arme; achten Sie beim Gehen auf ein Mitschwingen Ihrer Arme!
- Zu langes Kleben der Füße am Boden; heben Sie die Füße beim Gehen schnell vom Boden!
- Unrhythmisches Gehen; gehen Sie rhythmisch!
- Verminderung der Schritthöhe; versuchen Sie auf keinen Fall zu schlurfen!
- Heben Sie die Füße an! Als Training für die Balance/Gleichgewicht sind folgende Sportarten gut geeignet: Schwimmen, Radfahren, Tischtennisspielen, Golf spielen, Wandern. Führen Sie im Alter keine ausgesprochenen Langläufe durch. Nach einem 25-Kilometer-Lauf vermindert sich die Gleichgewichtskontrolle.

Beweglichkeit/Flexibilität

1. Gehen Sie täglich für eine Stunde in zügigem Tempo spazieren.

2. Gehen Sie täglich für etwa fünf Minuten barfuß in Ihrer Wohnung umher.

3. Bewegen Sie einmal pro Tag Ihre Hauptgelenke einmal, jedes für einige Sekunden, durch:
   - Fingergelenke: Finger spreizen; Finger zur Faust schließen
   - Handgelenke: Beugen und strecken
   - Ellenbogengelenke: Beugen, strecken und drehen
   - Schultergelenke: Kreisen, nach vorne strecken, nach hinten strecken, seitwärts strecken. So schnell wie möglich den linken und anschließend den rechten Arm kreisen.

     Im Alter sinkt die Schulterbeweglichkeit häufig um ein Drittel bis die Hälfte ab. Nehmen Sie je einen Kugelschreiber in die rechte und linke Hand. Drücken Sie so fest wie möglich für etwa fünf Sekunden auf die Kugelschreiber. Wiederholen Sie die Übung etwa 10-mal. Je höher die Handkraft, desto höher ist die Schulterbeweglichkeit im Alter.
   - Rumpf: Strecken Sie Ihre Arme senkrecht nach vorne. Drehen Sie Ihre Arme von dieser Position aus, sofern Sie keine Beschwerden an der Brustwirbelsäule und Lendenwirbelsäule haben, um etwa 90 Grad nach rechts und nach links. Steigern Sie zwischenzeitlich das Tempo.

     Der Rumpf weist im Alter ein vermindertes Bewegungsbedürfnis auf. Zweimal pro Woche 60 Minuten leich-

te körperliche Übungen (Gehen, Balancieren, Ballspiele) für etwa sechs Monate ausgeführt, verbesserte bei 75- bis 87-Jährigen die Reichweite (mit feststehenden Füßen mit den Armen nach vorne zu greifen) signifikant um etwa ein Drittel.

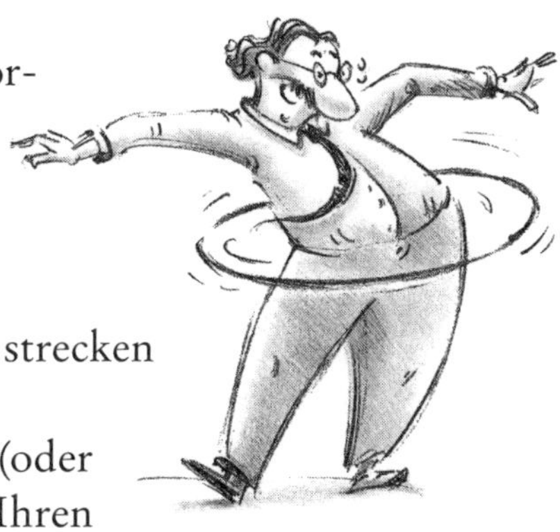

- Hüftgelenke: Kreisen, nach vorne strecken, nach hinten strecken und seitwärts strecken
- Kniegelenke: Beugen und strecken
- Knöchel: Kreisen, beugen und strecken

4 Greifen Sie mit beiden Händen (oder legen sie ein dickes Kissen) unter Ihren rechten Oberschenkel und heben Sie ihn so hoch, dass Ihre Fußspitzen, wenn Sie den Fuß nach unten beugen, gerade noch mit den Zehenspitzen den Fußboden berühren. Kreisen Sie danach Ihren rechten Knöchel 10-mal nach rechts und 10-mal nach links. Beugen Sie anschließend Ihren Knöchel hintereinander 10-mal, wobei bei jedem Beugen die Fußspitzen den Boden berühren sollen. Wiederholen Sie die gesamte Übung mit dem linken Bein und Knöchel.

Bei durchschnittlich etwa 79-jährigen Personen hält ein Training der Beugung des Knöchels in Richtung Fußsohle (Plantarflexion) die Schrittlänge *im fortgeschrittenen Alter aufrecht.*

- Zehengelenke: Beugen und strecken

Ihre Mobilität können Sie testen, indem Sie den Mobilitätstest im Anhang des Buches machen.

Beckenbodentraining

1. Es ist sinnvoll, sich in folgende Übung von einem Physiotherapeuten/einer Physiotherapeutin einführen zu lassen.
   - Ziehen Sie Ihre Beckenbodenmuskulatur für etwa zwei bis drei Sekunden so fest wie möglich zusammen. Versuchen Sie sich dabei vorzustellen, dass Sie bei der Übung ihre Sitzbeinhöcker und Ihre Hüftgelenke ganz langsam und ganz zart zusammenziehen.
   - Versuchen Sie dabei, diese Muskulatur nach vorne und oben zu ziehen (dabei nicht die Gesäßbacken anspannen).
   - Stellen Sie sich dabei vor, Sie würden diese Muskulatur in Richtung Nasenspitze ziehen.
   - Wenn Sie es richtig machen, spüren Sie, wenn sie Ihre Hände rechts und links auf die Hüftgelenke legen, häufig einen kleinen „Zug“ zwischen den Fingern.
   - Atmen Sie während der Übung weiter. Atmen Sie beim Zusammenziehen der Beckenbodenmuskulatur aus. Wiederholen Sie die Übung etwa 20-mal.
   - Atmen Sie während den Übungen weiter.

2. Männer können die Durchblutung Ihrer Geschlechtsorgane oft mit folgender Übung steigern:
   - Legen Sie sich in Linksseitenlage. Beugen Sie das rechte Bein.
   - Das linke Bein strecken Sie und heben es an. Heben Sie das linke Bein 10-mal an und senken es wieder ab. Beim Absenken schwebt das Bein über dem Boden; es berührt während der Übung den Boden nicht. Wiederholen Sie die Übung 5-mal. Führen Sie die Übungen für etwa vier Monate 3-mal die Woche durch.

Toilettentraining

- Gehen sie immer zur selben Zeit auf die Toilette.
- Lassen Sie sich fünf Minuten Zeit.
- Versuchen Sie nicht zu pressen.

Training der Sinnesorgane

Sehen

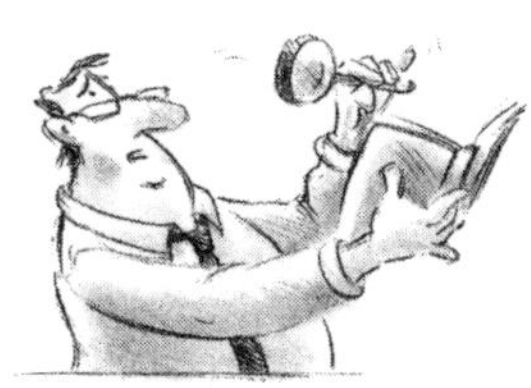

1 Lassen Sie 1-mal pro Jahr ihre Sehkraft und den Augendruck prüfen.
Personen, die nicht gut sehen und hören, sterben zweimal so häufig wie gleichaltrige Menschen, die durch die entsprechende Brille oder durch ein Hörgerät diese Störungen ausgleichen. Personen, die schlecht sehen und/oder hören, sind vermehrt unfallgefährdet.

Das optimale Anpassen einer Brille und das Ausgleichen der Sehschwäche sind sehr wichtig. Man vermutet, dass etwa 40 % der Älteren eine nicht optimal angepasste Brille benutzen. Eine in Abständen regelmäßige Kontrolle der Sehfähigkeit durch den Augenarzt und eine optimale Versorgung mit einer entsprechenden Brille sind deshalb schon aus Überlebensgründen sehr wichtig.

2 Zur Erhaltung des normalen Sehens im Alter ist die frühzeitige Versorgung mit Vitaminen bedeutsam. Vitamin C und B2 mindern um etwa die Hälfte das Risiko, eine Linsentrübung im Alter zu bekommen. Benutzen Sie eine hellere Beleuchtung, insbesondere am Nachttisch und im Bad.

3 Gehen Sie jeden Tag für mindestens 15 Minuten ins Freie. Das natürliche Licht in der freien Natur fördert die geistige Leistungsfähigkeit und harmonisiert das Schlafverhalten.

Hören

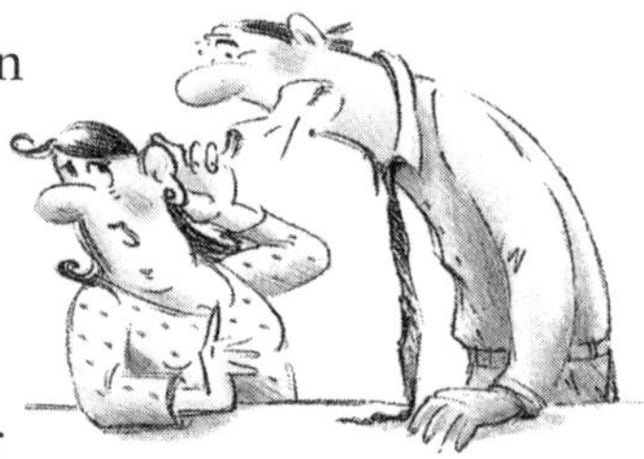

In Deutschland gibt es etwa 11 Millionen Hörgeschädigte. Nach Erhebung des Deutschen Grünen Kreuzes ist etwa jeder fünfte Erwachsene und jeder vierte über 65 Jahre in der Bundesrepublik hörgeräteversorgungspflichtig. Aber nur 1,3 Millionen Personen tragen Hörhilfen.

Schlechtes Hören – ohne Ausgleich durch Hörgeräte – bewirkt oft:

- Wir werden unsicher im Umgang mit anderen Menschen.
- Wir haben eine Verminderung des Selbstvertrauens.
- Wir bekommen Ängste vor Kontakten mit Freunden oder neuen Bekannten.
- Wir neigen dadurch eher zu Depressionen.
- Wir sind im Straßenverkehr stärker gefährdet, da wir herannahende Gefahrenquellen nicht hören.
- Wir ziehen uns zunehmend zurück.

Vermindertes Hören wird oft schlechter vertragen als eingeschränktes Sehen. Manchmal können auch Wahnvorstellungen mit schlechtem Hören verbunden sein. Diese beinhalten die Annahme „andere tuscheln über mich!“ Die Rückzugstendenz vom sozialen Leben wird dadurch verstärkt. Durch die mangelnde Anregung vermindert sich die geistige Flexibilität.

1. Machen Sie einen Hörtest! Die „Fördergemeinschaft Gutes Hören“ hat einen Hörtest per Telefon eingerichtet unter der Telefonnummer: 0180/5323754.

2. Lassen Sie sich regelmäßig vom HNO-Arzt Ihr Hörvermögen testen.

3. Hören Sie jeden Tag Nachrichten im Radio. Stellen Sie die Lautstärke so ein, dass Sie den Sprecher gerade noch verstehen können.

Riechen

1. Riechen Sie jeden Tag an einem Parfüm oder an Zimt oder Pfefferminz. Halten Sie die Flasche so weit weg, dass Sie den Duft gerade noch wahrnehmen können.

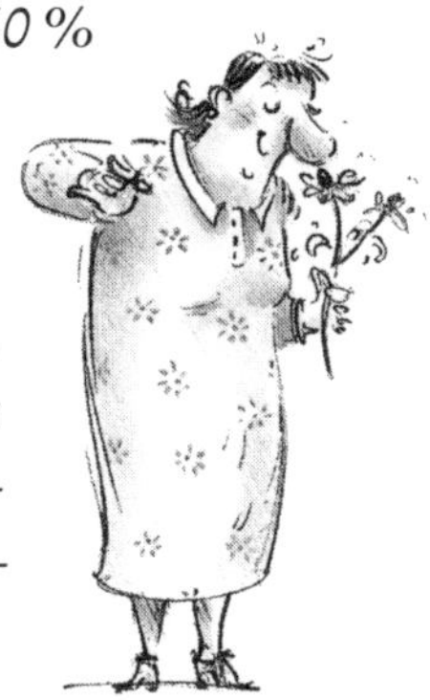

Bei über 65-jährigen Personen haben etwa 60 % ein Geruchsdefizit. Bei über 80-Jährigen sind dies 80 %. Bei 80-Jährigen fand man sogar eine 8-fache Riechschwellenerhöhung. Dies trifft jedoch nicht für Pfefferminzöl zu. Hier erhöht sich die Riechschwelle nur um das Doppelte. Beim Riechtraining sollte man deshalb immer mit Pfefferminzöl beginnen. Zimtöl ist eine der Riechqualitäten, die am ehesten nachlassen. Riechen Sie häufig! In Tierexperimenten konnte nachgewiesen werden, dass die Anzahl der täglich neu entstehenden Geruchsnervenzellen (olfaktorische Neurone) in einer geruchsangereicherten Umgebung erhöht werden und das Geruchsgedächtnis gesteigert werden kann.

2 Wenn Sie keine Allergie haben und Sie sich kurzfristig aktivieren wollen, so riechen Sie an einem der folgenden Stoffe: Eukalyptusöl, Grapefruitöl, Kampferöl, Moschuskörner, Pfefferminzöl, Zimtöl, Zimt, Zitronenöl.

3 Wenn Sie gut lernen oder sich gut erinnern wollen, können Sie, sofern Sie keine Allergie haben oder sonstige Gegenanzeigen bestehen, an folgenden Stoffen riechen. Sie scheinen einen günstigen Einfluss auf das Gedächtnis (Lernen und Erinnern) zu haben:

- Rosmarin: Wachheit, Kurzzeitgedächtnis
- Lavendel: Wiedererkennen, Erinnern an Worte, das Erinnern an räumliche Informationen (Orte, Bilder usw.), Verbesserung des Problemlösens bereits beim ersten Riechen an Lavendel
- Zitrone (Zitronengras): Wiedererkennen, Erinnern an Worte, das Erinnern an räumliche Informationen (Orte, Bilder usw.)

Der Einfluss von Musik und von Gerüchen auf die Gedächtnisleistung wird immer besser, je länger man diese Technik benutzt; diese Technik kann vom 6. bis zum 100. Lebensjahr benutzt werden.

Tipp: *Männer schätzen Frauen beim Einatmen des Duftes von rotem Grapefruitsaft um fünf Jahre jünger ein! Frauen sollten Männern einmal am Tag roten Grapefruitsaft servieren und sie daran riechen lassen.*

4 Wenn Sie sich kurzfristig entspannen wollen, riechen Sie an einem der folgenden Stoffe: Baldrianöl, Bergamotteöl, spa-

nisches Hopfenöl, Jasminöl, Lavendelöl, Mandarinenöl, Melisseöl, Muskatellersalbei, Orangenblütenöl, Römische Kamille, Rosenöl.

5 Eine anregende Wirkung auf die Atmung erreichen Sie, wenn Sie an einem der folgenden Stoffe riechen: Anis, Basilikum, Kampfer, Kölnisch Wasser, Lavendelöl, Pfefferminzöl, Rosmarinöl, Senföl, Thymianöl.

Schmecken

1 Schließen Sie beim Essen kurz die Augen und versuchen Sie genau zu erfassen, was Sie schmecken und wo Sie es auf der Zunge schmecken.

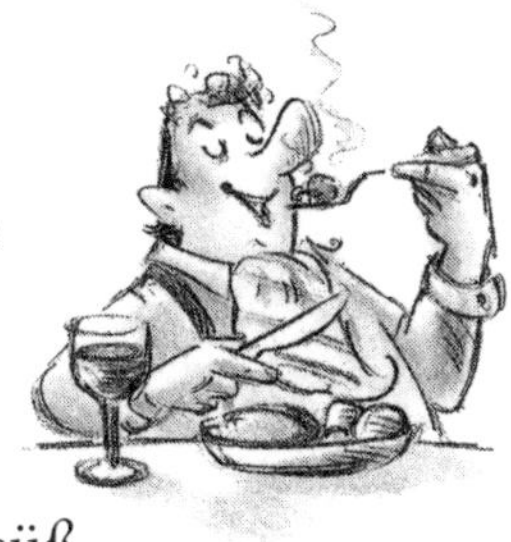

2 Versuchen Sie sich beim Essen zwischendurch auf die Geschmacksempfindung süß, salzig, sauer oder bitter zu konzentrieren und sie bewusst zu schmecken.

Hohe Geschmacksschwellen sind bei älteren Menschen für den Geschmack „süß" vorhanden. Dadurch wird erklärbar, dass viele Ältere unverhältnismäßig stark ihren Kaffee süßen.

3 Trinken Sie genügend Flüssigkeit, etwa 1,5 bis zwei Liter pro Tag. Die Zunge soll nicht austrocknen. Das Verlangen nach Flüssigkeit ist im Alter auch bei Flüssigkeitsmangel deutlich verringert.

4 Würzen Sie jeden Tag unterschiedlich.

5 Essen Sie abwechslungsreich. Das Verlangen nach geschmacklicher Abwechslung geht im Alter zurück.

6 Eine rechtzeitige ärztliche Untersuchung und evtl. Behandlung von Riech- und Schmeckstörungen ist erforderlich.

7 Kauprobleme durch schlecht sitzende Zahnprothesen sind eine häufige Ursache von Fehlernährung.

8 Lassen Sie unpassende Zahnprothesen vom Zahnarzt korrigieren. Falsch ist das dauernde Herausnehmen der Prothese wegen Beschwerden. Dies kann zur Kieferverformung führen, und die Prothese passt nach einer gewissen Zeit noch schlechter.

9 Essen Sie möglichst mit jemand zusammen. Dies erhöht die Lust am Essen und am Reden.

10 Wenn Sie nicht gut schmecken, reiben Sie zwischendurch (etwa alle 10 Tage) Ihre Zunge mit Zitrone oder der Zahnbürste ab. Dadurch werden die alten abgeschilferten Zellen (Zungenbelag) von der Zunge entfernt. In der Regel nimmt die Geschmacksempfindlichkeit danach erheblich zu.

11 Verwenden Sie beim Essen immer Kräuter und Gewürze (z. B. Dill, Kümmel, Fenchel usw.). Diese können auch als Verdauungshilfen wirken.

Fühlen

1. Schließen Sie beim Essen kurz die Augen. Nehmen Sie Ihre Gabel in die Hand. Ertasten Sie die Gabel. Beschreiben Sie die Wärme/Kälte/Oberfläche der Gabel.

2. Gehen Sie barfuß im Gras, auf Kieselsteinen oder im Sand. Barfußgehen erhöht auch das Gleichgewichtsgefühl.

3. So vermeiden Sie kalte Hände und Füße: Stellen Sie sich für etwa fünf bis 10 Minuten barfuß auf ein eingeschaltetes Fußmassagegerät. Anschließend legen Sie für etwa fünf bis 10 Minuten Ihre Hände auf das Gerät. Wenn Sie dies täglich durchführen, verbessert sich nach etwa einem Monat der Tatsinn Ihrer Hände. Drehen Sie Ihren rechten Arm im Schultergelenk etwa 40-mal (sofern Ihr Schultergelenk in Ordnung ist). Achten Sie darauf, dass Ihr Arm beim Drehen senkrecht nach oben und nach unten (parallel zum Oberschenkel) zeigt. Die schnellste Geschwindigkeit soll Ihr Arm beim unteren Durchgang erreichen. Dann öffnen sich Ihre Gefäße; Sie bemerken ein wohliges und warmes Kribbeln in den Fingerspitzen.

Lunge

Unser Körper benötigt pro Tag 4000 bis 6000 Liter Blut, 400 Liter Sauerstoff und 300 bis 400 Gramm Glukose. Unser Körper, unsere Organe bzw. unsere Zellen (etwa 100 Billionen) sind nur funktionsfähig, wenn sie ausreichend mit Sauerstoff versorgt werden.

Täglich atmen wir 10000 Liter Luft ein und aus. Über die

Lunge (Lungenbläschen; Alveolen) tritt der Sauerstoff in das Blut. Dort wird er vor allen Dingen mithilfe der Blutkörperchen in die einzelnen Organe zu den entsprechenden Zellen transportiert. Es befindet sich etwa ein Liter Sauerstoff in unserem Blut. Dieses wird jedoch durch die Körperzellen dauernd dem Blut entnommen und muss deshalb stetig nachgeliefert werden.

Eine gute Funktion der Lunge ist zeitlebens notwendig, um den Körper ausreichend mit Sauerstoff zu versorgen. Hier treten Funktionseinschränkungen in erster Linie bei chronischer Bronchitis und bei Asthma auf. Aber auch mangelndes körperliches Training lässt die Atemmuskulatur im Brustkorb den Hauptatmungsmuskel, das Zwerchfell, „abschlaffen". Dadurch atmen wir nicht mehr so kraftvoll durch wie in der Jugend. Viele Lungenblässchen, in denen der Luftsauerstoff in die Kapillaren (feine Haargefäße; sozusagen hauchdünne Arterien) und somit in das Blut übertritt, werden durch die oberflächliche Atmung nicht mehr geöffnet. Damit bleibt das Blut sauerstoffarm. Da es dadurch zu wenig Sauerstoff zum Herzen und zum Gehirn transportiert, werden wir müde und sind wenig leistungsfähig.

Unser Körper verbraucht ohne körperliche Anstrengung in einer Minute etwa ein Viertel Liter Sauerstoff und in einem Tag etwa 400 Liter Sauerstoff. Das Herz und das Gehirn sind besonders intensive Sauerstoffverbraucher: Das Gehirn wiegt in etwa 1400 Gramm. Dies sind etwa 2 % des Gesamtanteils am Gesamtkörpergewicht. Das Gehirn verbraucht etwa 70 Liter Sauerstoff am Tag.

Das entspricht etwa 17,5 % des gesamten Sauerstoffverbrauchs des Körpers und ist etwa die 9-fache Menge, die ihm in Verhältnis zum Körpergewicht zustehen würde.

Das Herz wiegt etwa 300 Gramm. Das sind 0,4 % Anteil am Gesamtkörpergewicht.

Es verbraucht in Ruhe etwa 35 Liter Sauerstoff am Tag. Das sind 8,75 % des Gesamtsauerstoffverbrauchs des Körpers und ist etwa die 22-fache Menge, die ihm in Verhältnis zum Körpergewicht zustehen würde.

Das Gehirn und das Herz haben so gut wie keine Sauerstoffreserven. Die dauernde Zufuhr von Sauerstoff darf bei diesen beiden Organen nicht unterbrochen werden, ansonsten treten sehr schnell Funktionsstörungen auf.

So können Sie den Sauerstoffgehalt im Blut erhöhen:

1 *Bewegung erhöht den Sauerstoffgehalt des Blutes*

- Machen Sie einen Spaziergang im zügigen Tempo für mindestens 10 Minuten. Dabei sollten Sie noch durch die Nase einatmen können und mit Ihrem Partner ein „lockeres" Gespräch führen können. Im Vergleich zum Sitzen atmen Sie bei einem 10-minütigen zügigen Spaziergang anstatt 25 Liter Luft 200 Liter Luft ein und dadurch nehmen Sie auch mehr Sauerstoff in das Blut auf. Bereits diese regelmäßige sportliche Aktivität führt zur Steigerung des Lungenvolumens, zu Steigerung der Muskelkraft und zur Verbesserung der Lebensqualität.

  Ebenfalls empfehlenswert sind Waldlauf, Fahrradfahren, Schwimmen.
- Wenn es regnet, rennen Sie bei geöffnetem Fenster für 10 Minuten im Stand oder wenn Sie sich nur kurz anstrengen wollen, dann richten Sie sich in einer Minute 30- bis 50-mal aus einem Stuhl auf und setzen sich wieder hin oder halten Sie beide Arme senkrecht vom Körper weg und ballen in dieser Haltung die Hände etwa 100-mal, möglichst schnell, zur Faust.

2 *Atmen Sie bewusst und vertieft ein*

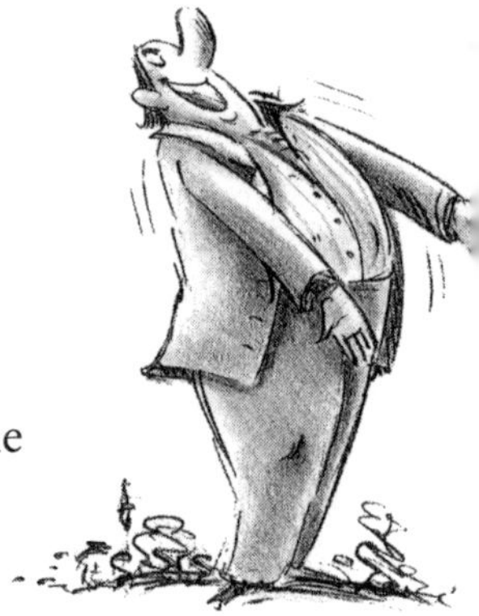

- So tief als möglich ausatmen.
- Eine Hand zur Faust schließen.
- Die Faust vor den Mund halten.
- Daumen und Zeigefinger der Faust befinden sich direkt vor dem Mund.
- So lange und so tief als möglich durch die nur wenig geöffneten Lippen und durch die leicht geschlossene Faust einatmen.

3 *Atmen Sie bewusst und vertieft aus. Erste Möglichkeit*

- Atmen Sie so tief wie möglich ein.
- Schließen Sie eine Hand zur Faust.
- Halten Sie die geschlossene Faust vor den Mund.
- Ihr Daumen und Ihr Zeigefinger der geschlossenen Faust befinden sich dabei direkt vor Ihrem Mund.
- Atmen Sie so lange wie möglich durch die leicht geschlossene Faust aus. Beim Ausatmen verspüren Sie einen leichten Widerstand durch die leicht geschlossene Faust. Ihre Wangen blasen sich leicht auf.
- Während des Ausatmens geben Sie einen möglichst tiefen Brummton von sich.
- Beim Ausatmen blasen sich die Wangen auf.

4 *Atmen Sie bewusst und vertieft aus. Zweite Möglichkeit*

- Atmen Sie so tief wie möglich ein.
- Durch die leicht geöffneten Lippen atmen Sie einen kleinen Luftstoß aus.
- Die Wangen sind dabei aufgeblasen.
- Während des Ausatmens des kleinen Luftstoßes geben Sie einen möglichst tiefen Brummton von sich.

- Nach dem Ausatmen des Luftstoßes die Lippen vollständig schließen.
- Wiederholen Sie dies, bis die ganze eingeatmete Luft wieder ausgeatmet ist.

5 *Atmen Sie bewusst und vertieft aus. Dritte Möglichkeit*

- Blasen Sie täglich einen Luftballon morgens, mittags und abends einmal auf.
- Der Luftballon soll dabei jeweils über 20 Zentimeter groß werden.

Dr. A. J. Chauhan (Manchester) führte mit einer Gruppe chronischer Bronchitiker folgenden Versuch durch:Sie mussten über zwei Monate täglich einen Luftballon über 20 Zentimeter aufblasen. Nach zwei Monaten fühlten sich alle wohler und zeigten bessere Werte in Bezug auf die geistige Leistungsfähigkeit.

6 *Atmen Sie bewusst und vertieft aus. Vierte Möglichkeit*

- Zünden Sie eine Kerze an.
- Stellen Sie die Kerze in einem solchen Abstand auf den Tisch, dass es Ihnen gerade noch gelingt, die Kerze auszublasen.
- Messen Sie mit einem Zentimetermaß den Abstand von Ihrem Mund zu der Kerze.
- Der Abstand soll durch tägliches „Ausblastraining“ insgesamt um drei bis fünf Zentimeter vergrößert werden.

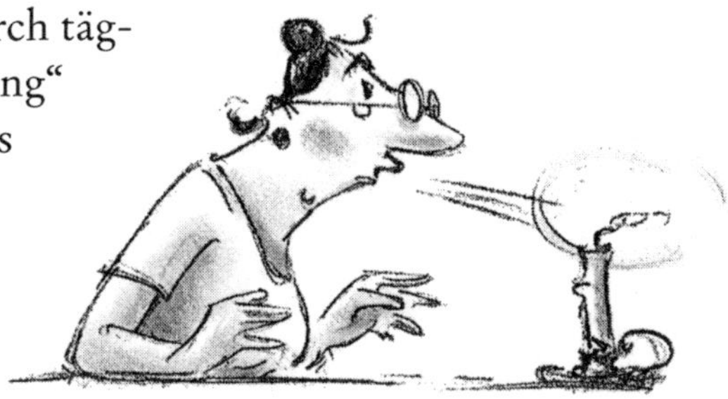

7 *Atmen Sie bewusst und vertieft ein und aus*
- Halten Sie so lange als möglich ein- bis zweimal pro Tag die Luft an.
- Sie werden nun vertieft ein- und ausatmen können.

2. Training der sozialen Vitalität

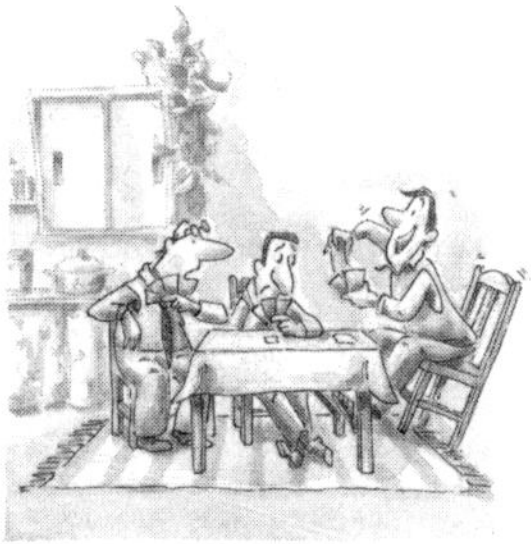

Die Gerontologin Frau Prof. Ursula Lehr definiert soziales Alter in folgender Weise: „Man fühlt sich so alt, wie man sich aufgrund der Gesellschaft oder der mitmenschlichen Umwelt einem selber gegenüber fühlt."

1 Versuchen Sie, nicht weniger als zehn Bekannte zu haben.

2 Versuchen Sie, jedes Jahr einen Bekannten dazu zu erwerben.

3 Treffen Sie sich in regelmäßigen Abständen mit Ihren Bekannten.

4 Unterhalten Sie sich jeden Tag 10 Minuten mit einem Fremden. Jemanden neu kennenzulernen bedeutet, ein gewisses Risiko einzugehen, das automatisch die geistige Leistung ankurbelt.

5 Pflegen Sie ein oder zwei Hobbys.

6 Werden Sie Mitglied in zwei Vereinen.

7 Prüfen Sie, ob Ihre Wohnung altersgerecht eingerichtet ist. Beispiele:
- Sind die Teppiche rutschfest?
- Ist die Beleuchtung ausreichend?
- Ist die Badezimmertür breit genug für einen Rollstuhl?

8 Tun Sie jeden Tag eine kleine gute Tat.

9 Übernehmen Sie eine kleine ehrenamtliche Tätigkeit.

10 Freuen Sie sich über Ihre eigenen Fähigkeiten.

11 Schaffen Sie sich eventuell ein Haustier an.

Wer sich nach einem Herzinfarkt ein Haustier anschafft oder schon besitzt, hat eine 4-fach höhere Überlebenschance. In englischen Altersheimen hat man folgende Untersuchung gemacht: Den Heimbewohnern im Alter zwischen 75 und 81 Jahren wurden Wellensittiche zur Betreuung gegeben. Ihre Aufgabe war es, die Vögel täglich zu füttern, die Käfige zu reinigen, mit den Tieren zu spielen und ihnen Sprachunterricht zu geben. Diese Menschen fühlten sich bald wohler, waren vitaler und kontaktfreudiger.

Um für sich zu klären, ob Sie sozial isoliert leben, können Sie den Test im Anhang des Buches durchführen.

So erwerben Sie neue Bekannte:

1. Laden Sie Leute zu sich ein, ohne zu erwarten, dass Sie eingeladen werden! Warten Sie mit einer Überraschung auf.
   Beispiele:
   - Kaufen Sie sich einen Samowar, und bieten Sie daraus Tee an.
   - Kaufen Sie sich eine Eismaschine, und servieren Sie selbst gemachtes Eis.
   - Kaufen Sie sich einen kleinen Backofen für Brot, und bieten Sie selbst gemachtes Brot an.
   - Veranstalten Sie eine „Mitbringparty", usw.

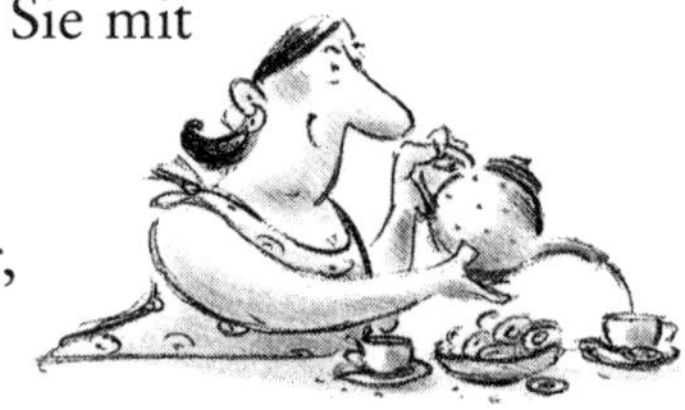

2. Engagieren Sie sich ehrenamtlich.

Etwa 25 % der über 60-jährigen Personen leisten eine Hilfe für andere, wie Enkelbetreuung, Nachbarschaftshilfe (etwa 20 % der über 50-Jährigen, 17,6 % der 70- bis 79-Jährigen und 10,9 % der 80-Jährigen.

70- bis 79-jährige Personen (Frauen, Männer) mit guten sozialen Beziehungen zeigten zusätzlich weniger Abfälle in den fünf Bereichen.

- *Sie können schwere Objekte besser herziehen oder wegschieben.*
- *Sie können besser knien.*
- *Sie können besser kriechen.*
- *Sie können besser etwa 10 Pfund hochheben und tragen.*
- *Sie können besser die Arme hochheben und strecken.*
- *Sie können besser kleine Objekte beschriften und mit ihnen hantieren.*

Wenn häufige Kontakte vorhanden sind, bei denen Sie das Gefühl haben, Ihren Bekannten „nahe" zu sein, fühlen Sie sich wohler. Auch Ihre Umgebung nimmt Ihr Wohlbefinden wahr.

Zum Abschluss dieses Kapitels sei Ihnen das Gebet eines selbstironischen Seniors/einer Seniorin, der/die sich nicht sozial isolieren will, ans Herz gelegt. Es soll zum Schmunzeln und Nachdenken anregen.

„Gebet" einer Seniorin / eines Seniors

Herr, lass mich kein Griesgram sein!
Herr! Du weißt besser als ich, dass ich von Tag zu Tag älter
und eines Tages alt sein werde.
Bewahre mich vor der Einbildung, bei jeder Gelegenheit
und zu jedem Thema etwas sagen zu müssen.
Erlöse mich von der großen Leidenschaft,
die Angelegenheiten anderer ordnen zu wollen.
Lehre mich, nachdenklich, aber nicht grüblerisch,
hilfreich aber nicht diktatorisch zu sein.
Bei meiner ungeheuren Ansammlung von Weisheit
erscheint es mir zu schade, sie nicht weiterzugeben.
Aber Du verstehst, Herr,
dass ich mir ein paar Freunde erhalten möchte.
Lehre mich zu schweigen über meine Krankheiten und
Beschwerden.
Sie nehmen zu, und die Lust, sie zu beschreiben,
wächst von Jahr zu Jahr.
Ich wage nicht, die Gabe zu erflehen,
mir Krankheitsschilderungen anderer mit Freude anzuhören,
aber lehre mich, sie geduldig zu ertragen.

Ich wage auch nicht, um ein besseres Gedächtnis zu bitten,
nur um etwas mehr Bescheidenheit und etwas weniger Bestimmtheit,
wenn mein Gedächtnis nicht mit dem der anderen übereinstimmt.
Lehre mich die wunderbare Weisheit, dass ich mich irren kann.
Erhalte mich so liebenswert wie möglich.
Ich möchte nicht unbedingt ein Heiliger sein,
aber ein alter Griesgram ist das Krönungswerk des Teufels.
Lehre mich, an anderen Menschen unerwartete Talente zu entdecken,
und verleihe mir, Herr, die schöne Gabe, sie auch zu erwähnen.

3. Training der psychologischen Vitalität

1. Achten Sie auf Ihr äußeres Erscheinungsbild: Kleidung, Haare, Zähne, Schuhe. Ziehen Sie sich jeden Tag ausgehfertig an. Tragen Sie, außer zum Sport, keinen Trainingsanzug.

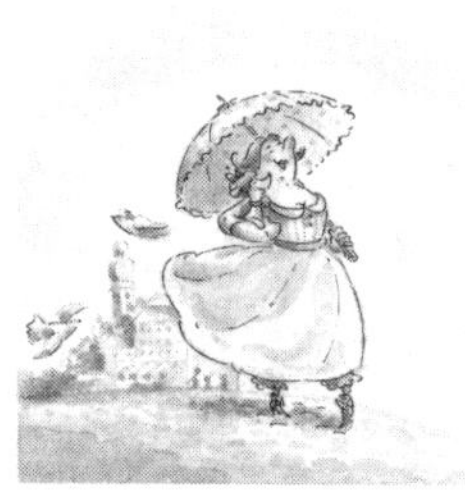

2. Schreiben Sie 10 Dinge in einen Kalender, welche Sie im Voraus planen. Schreiben Sie 10 Wünsche, die Sie sich erfüllen möchten, in einen Kalender. Machen Sie sich einen Plan, wie und wann Sie sich diese Wünsche erfüllen werden.

   84-jährige Personen, die trainiert wurden (einmal pro Woche für fünf Wochen), persönliche positive Wünsche/Vorstellungen in Bezug auf Gesundheit und Langlebigkeit zu entwickeln, hatten im Vergleich zu einer Kontrollgruppe eine um sechs Jahre erhöhte Überlebenszeit.

Notieren Sie in den folgenden Zeilen, welche Pläne, Ziele und Wünsche Sie haben:

Im nächsten Monat

1. ______________________________
2. ______________________________
3. ______________________________

Im nächsten Jahr

1. ______________________________
2. ______________________________
3. ______________________________

In fünf Jahren

1. ______________________________
2. ______________________________
3. ______________________________

In zehn Jahren

1. ______________________________
2. ______________________________
3. ______________________________

3 Was antworten Sie, wenn Sie ein 14-jähriger Jugendlicher fragt:
- Was war das Wichtigste in Ihrem Leben?
- Was ist das Wichtigste in Ihrem Leben?
- Was wird in Zukunft das Wichtigste in Ihrem Leben sein?
- Was geben Sie mir für einen Ratschlag auf den Weg, wie ich mein Leben gestalten soll?

4. Seien Sie schon aus Überlebensgründen recht freundlich zu Ihrer Frau. Wenn Sie einmal erkrankt sind, sagt die Genesungsbeurteilung Ihrer Frau sehr genau voraus, ob Sie tatsächlich wieder gesund werden.

5. Beantworten Sie sich allein oder in einer Gesprächrunde folgende Fragen.

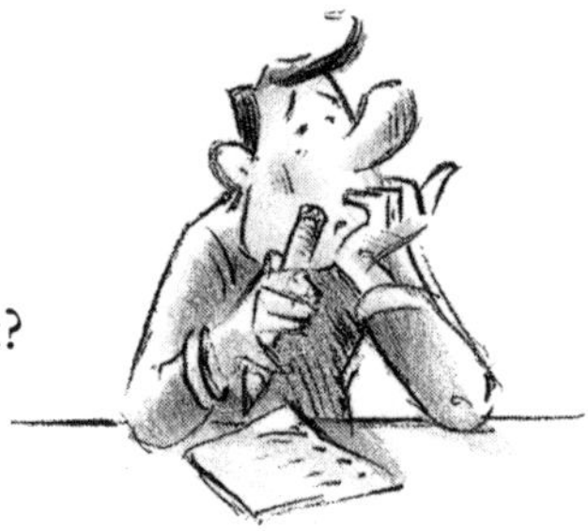

   - Was habe ich geleistet?
   - Was habe ich erlebt?
   - Welche Erfahrungen habe ich gemacht?
   - Bin ich privat, beruflich, finanziell zufrieden?
   - Mache ich mir nicht zu viel Stress?
   - Habe ich Vertrauen in meine eigenen Fähigkeiten?
   - Entscheide ich selbstständig, was ich noch tun möchte?
   - Trainiere ich jeden Tag meinen Körper und Geist?
   - Freue ich mich jeden Tag und teile ich meine Freude mit anderen Personen?
   - Habe ich Vertrauen zu anderen Personen?
   - Welche Ziele und Wünsche habe ich?
   - Was werde ich aus meinem Leben zukünftig machen?

Vielleicht regt Sie der Glaube der Navajo-Indianer, im Alter noch aktiv sein zu können, an, sich selbst zu aktivieren. Die Navajo-Indianer sind unverdrossen in ihrem Glauben, auch das Alter meistern zu können. Sie drücken dies in folgenden Versen aus: „Ich habe schon früher überlebt. Ich kann es jetzt wieder schaffen. Mit Unwettern, Wölfen, Bären und Weißen wurde ich fertig. Ich kann auch mit dem Alter fertig werden. Wie schlimm es auch kam, ich ging noch immer mit den Schafen hinaus. Ich mache weiter, egal, wie alt ich bin.“

4. Training der geistig-mentalen Vitalität

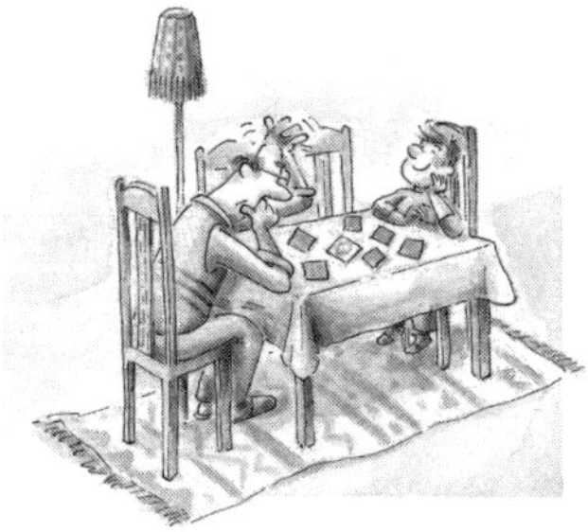

Bis zum 70. Lebensjahr nimmt vor allen Dingen die Geschwindigkeit, mit der Informationen verarbeitet werden, um etwa die Hälfte ab.

Dadurch liegen einem viele Dinge, an die man sich im Moment erinnern will, auf der Zunge. Später, wenn wir sie nicht mehr benötigen, fallen sie einem plötzlich wieder ein.

Im Alter nimmt vor allen Dingen die Erwartung zu, dass das Gedächtnis schlechter wird. Dieses Vorurteil können Sie durch entsprechendes Training leicht abbauen.

1. Trainieren Sie jeden Tag mit den „Nousknackerspielen“ eins und zwei Ihre geistige Leistungsfähigkeit (www.wissiomed.de).

2. Schreiben Sie jeden Tag fünf Sätze mit der Hand.

3. Schreiben Sie mit geschlossenen Augen jeden Tag fünf Sätze mit der Hand. Klemmen Sie den Kuli jeden Tag zwischen verschiedenen Fingern ein. (1. Tag: Zeigefinger–Mittelfinger rechts; 2. Tag: Mittelfinger–Ringfinger rechts, usw.)

4. Buchstabieren Sie jeden Tag ein langes Wort rückwärts. Beispiel: Lesen Sie das nachfolgende Wort A U S G A N G S D E K O R. Decken Sie es mit einem Blatt Papier ab. Buchstabieren Sie es rückwärts.

5 Lesen Sie jeden Tag Ihre Tageszeitung. Unterhalten Sie über den Inhalt mit Bekannten.

6 Unterstreichen Sie in Ihrer Tageszeitung fünf Worte. Erzählen Sie sich mithilfe dieser Worte eine kleine Fantasiegeschichte. Machen Sie beim Erzählen die entsprechenden Handbewegungen. Versuchen Sie sich nach 10 Minuten noch an diese Worte zu erinnern.

7 Blicken Sie für eine halbe Sekunde auf Ihre Tageszeitung. Schließen Sie die Augen. Versuchen Sie sich zu erinnern, was Sie gesehen haben. Machen Sie Ihre Augen danach wieder nur für eine halbe Sekunde auf. Blicken Sie in dieser Zeit wieder auf dieselbe Stelle der Tageszeitung. Versuchen Sie sich zu erinnern, was Sie jetzt zusätzlich gesehen haben.

8 Machen Sie sich Notizen über das, was Sie am Tage lesen mit Hilfe von Abkürzungen.

9 Sprechen Sie abends über das, was Sie am Tage gelesen haben.

10 Kombinieren Sie Ihr Hirnleistungstraining immer mit Bewegungsübungen.

11 Zeichnen Sie einen Würfel mit offenen und anschließend mit geschlossenen Augen.

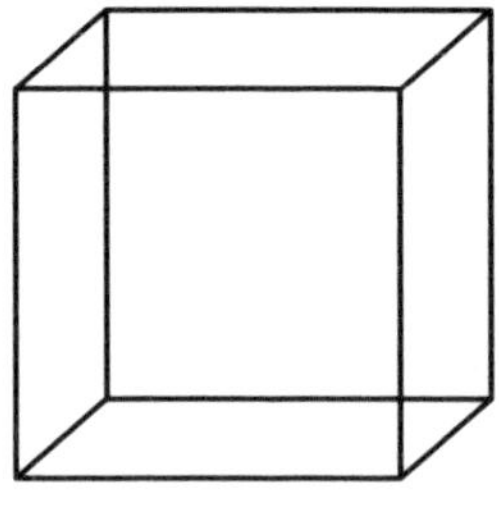

12 Bestücken Sie Ihre Geldbörse mit einem 10-Euro-Schein, einem 5-Euro-Schein, zwei 2-Euro-Stücken, einem 50-Cent-Stück und drei 10-Cent-Stücken.

Holen Sie aus Ihrer Geldbörse in weniger als 31 Sekunden

- einen 10-Euro-Schein
- einen 5-Euro-Schein
- zwei 2-Euro-Stücke
- ein 50-Cent-Stück
- drei 10-Cent-Stücke

13 Lesen Sie für etwa fünf Sekunden die Zahlen

3 7 8 4 5 9

Decken Sie sie mit einen Blatt Papier ab. Wiederholen Sie sie auswendig.

14 Lesen Sie für fünf Sekunden die Buchstaben

H L U B E K

Decken Sie sie mit einem Blatt Papier ab. Wiederholen Sie sie auswendig.

15 Lesen Sie die folgende kurze Geschichte. Decken Sie den Text dann mit einem Blatt Papier ab. Wiederholen Sie die Geschichte in Ihren eigenen Worten.

Gestern ging Peter, der sieben Jahre alt ist, zur Donau, um zu fischen. Er nahm seinen Hund Prinz mit. Der Fluss war nach den starken Regengüssen der letzten vier Tage über die Ufer getreten. Peter rutschte auf dem glitschigen Lehmboden aus und fiel in das tiefe Wasser. Er wäre ertrunken, wenn ihm nicht sein Hund nachgesprungen wäre und ihm zurück an das Ufer geholfen hätte.

16 Diese Zeichnungen stellen zwei Uhren ohne Ziffern und Zeiger dar. Bitte zeichnen Sie die Ziffern in die Uhren ein. Zeichnen Sie jetzt die Zeiger folgendermaßen ein: Die Zeiger sollen auf 3:05 Uhr, 5:03 Uhr, 11:55 Uhr und 5:11 zeigen. Zeichnen Sie die Ziffern mit unterschiedlichen Farbstiften und geschlossenen Augen in die Uhren ein.

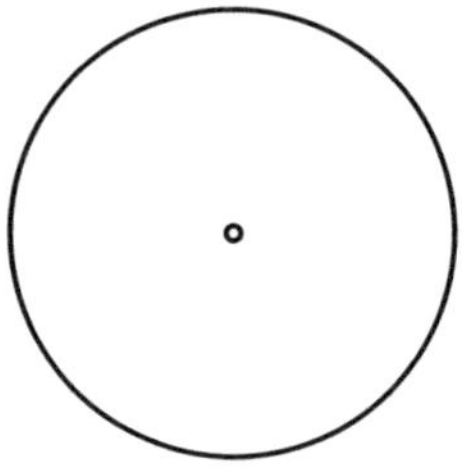

3.05 Uhr
5.03 Uhr

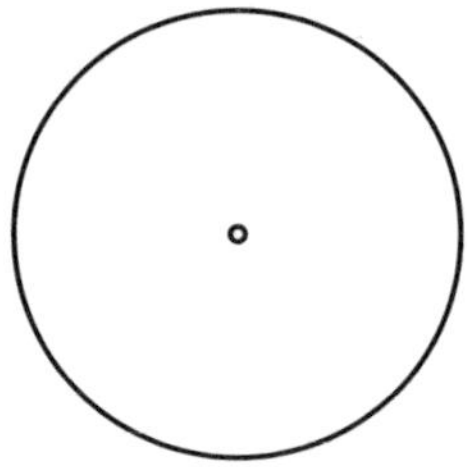

11.55 Uhr
5.11 Uhr

17 Suchen Sie sich eine geistig befriedigende Tätigkeit. Schreiben Sie jeden Tag einen wichtigen Gedanken auf, der Sie beschäftigt.

18 Beschäftigen Sie sich mit etwas Gartenarbeit.

19 Machen Sie regelmäßig kleine Reisen.

20 Gehen Sie täglich eine Stunde spazieren.

21 Üben Sie täglich auf Ihrem Minitrampolin.

22 Führen Sie täglich einen Einbeinstand durch.

23 Gehen Sie täglich im Seiltänzergang vor- und rückwärts.

24 Lassen Sie regelmäßig Ihr Seh- und Hörvermögen überprüfen.

Mit einem Test im Anhang des Buches können Sie Ihre geistige Leistungsfähigkeit selbst einschätzen.

5. Training der reflektiven Vitalität

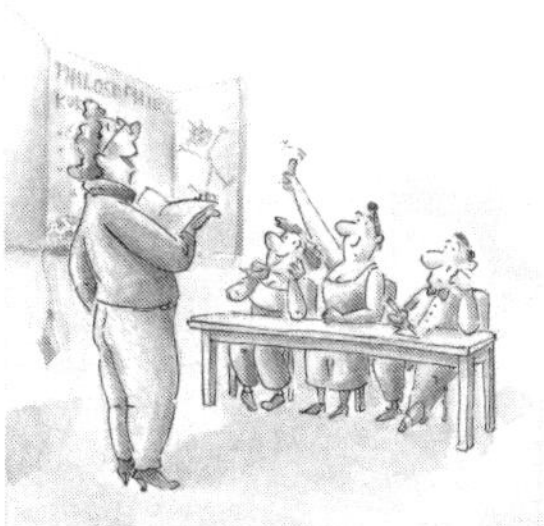

Diejenigen Menschen betrachten sich als nicht alt, denen es gelingt, ihr Leben als etwas Zusammenhängendes zu betrachten oder anders ausgedrückt, eine Kontinuität in ihrem Leben aufrechtzuerhalten. Dieser Zusammenhang wird auch durch die Beantwortung der folgenden Fragen gefördert.

Denken Sie über die Antworten auf beispielsweise folgende Fragen nach:

- Was weiß ich über das Alter?
- Was will ich wissen?
- Was will ich im nächsten Jahr neu lernen?
- Welche drei wichtigen Ziele habe ich?
- Welche drei Vorhaben will ich im Voraus planen?
- Welche drei Ziele und Wünsche habe ich?
- Welche Lernstrategien kenne ich?
- Welche Lernstrategien wende ich an?
- Welche Denk- und Lernstrategien wähle ich aus?

- Wie kontrolliere ich meinen Lernerfolg?
- Wie bewerte ich meinen Lernerfolg?
- Was und wem will ich Gutes tun?
- Welches Ehrenamt will ich übernehmen?
- Wen will ich nächste Woche einladen?
- Was würde ich noch Gutes tun, wenn ich nur noch einen Tag zu leben hätte?
- Wie kann ich mein Alter managen?
- Welchen Sinn gibt mir die Herausforderung erfolgreich zu altern?
- Welche Gefühle sind mir wichtig?
- Welche Beziehungen sind mir wichtig?
- Welche eigenen Tätigkeiten sind mir wichtig?
- Wie verstehe ich den Tod?
- Möchte ich eine Lebensbegleitung bis zum Schluss?

  90 % aller Personen wünschen sich Lebensbegleitung bis zum Schluss; 96 % wünschen sich Schmerzfreiheit; 95 % aller Personen möchten den letzten Lebensabschnitt zu Hause verbringen.
- Wie verstehe ich „Scheitern" in meinem Leben aus meiner heutigen Perspektive?
- Wie verstehe ich meine persönlichen „Fehler" aus heutiger Sicht?
- Was bedeuten mir Konflikte?
- Wie verstehe ich mein Leben aus heutiger Sicht?
- Was bedeuten mir Harmonie, Freude und besonnenes Genießen?
- Was bedeuten mir Religiosität, Natur, Musik, Kunst, Nachdenken, Beziehungen?
- Diskutieren Sie mit Freunden über folgende Überlegungen des französischen Schriftstellers Anatol France (1844 bis 1924):

„Ich hätte Mann und Frau nach dem Bild der Insekten geschaffen, die, nachdem sie als Raupen gelebt haben, sich in Schmetterlinge verwandeln und am Ende ihres Lebens nur die Sorge haben, zu lieben und schön zu sein.Ich hätte die Jugend ans Ende der menschlichen Existenz gesetzt. Manche Insekten haben nach ihrer letzten Metamorphose (Verwandlung) Flügel und keinen Magen. Sie werden in dieser geläuterten Form nur wiedergeboren, um eine Stunde zu lieben und dann zu sterben."

6. Training der regenerativen Vitalität

1. Lernen Sie eine gute Entspannungstechnik, z. B. in der Volkshochschule.

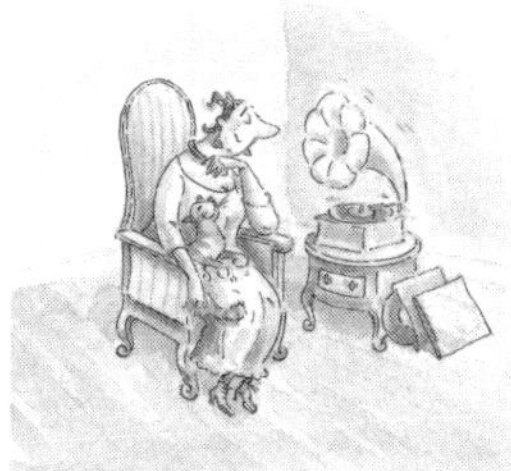

2. Lernen Sie eine gute Stressverarbeitungstechnik (www.wissiomed.de: Was kann ich selbst tun, um Stress abzubauen? Die zwölf Spitzenregeln).

3. Dehnen Sie ein Mittagsschläfchen nicht über 10 bis 20 Minuten aus. Sie werden sonst nur müder statt erfrischter. Schon ein kurzfristiges Nickerchen am Tage reduziert die Vergesslichkeit.

4. Schlafen Sie nachts auf jeden Fall mehr als fünf bis sechs Stunden, am besten acht Stunden. Das Risiko, einen Schlaganfall zu bekommen, vermindert sich um 50 %!

   50 % der über 65-jährigen Personen geben Schlafstörungen an. Personen, die zwischen sieben und neun Stunden pro

Nacht schlafen, haben ein geringeres Sterberisiko als solche mit kürzeren oder längeren Schlafzeiten. Schlafgestörte Patienten haben ein fünffach höheres Risiko, innerhalb eines Jahres einen schweren Unfall in Haushalt, Beruf oder Verkehr zu erleiden, als Menschen mit einem gesunden Schlaf.

Die zehn himmlischen Schlafregeln:
Das können Sie tun, um gut und erholsam zu schlafen

„Menschen mit wenig Schlafbedürfnis scheinen nicht zu denjenigen zu gehören, die der Menschheit die ausgereiftesten Impulse gaben. Wer gut und ausreichend schläft, ist wahrscheinlich wacher für die Impulse der Außenwelt. Solche Menschen sind beweglicher und empfangsbereiter. Sie empfinden mehr und vielerlei. Sie lassen sich überraschen von dem ganz Anderen, von dem, was der gestrigen Vorstellung widerspricht."

Morgens

- Stehen Sie immer zur gleichen Zeit auf.
- Rennen Sie im Stand am offenen Fenster für fünf Minuten: „Waldlauf am Fenster".
- Dadurch öffnen sich die Lungenbläschen. Der Sauerstoffgehalt im Blut steigt an. Der Kreislauf kommt in Schwung. Ein Frischegefühl im Körper zieht ein.
- Nachts fällt der Sauerstoffgehalt, besonders bei fettleibigen Personen, um etwa zwei bis sechs Millimeter Hg ab. Weiterhin fällt nachts das Herzschlagvolumen um bis zu 25 % ab.
- Trinken Sie ein bis zwei Tassen Rosmarintee.
- Menschen, die morgens nur schwer aus dem Bett kommen (Eulen), sollten bald nach dem Aufstehen nach draußen gehen und nachmittags eine Sonnenbrille tragen.

- Die Frühaufsteher sollten vormittags eine Sonnenbrille aufsetzen und am frühen Abend an die frische Luft gehen. Beide Gruppen, Eulen wie Frühaufsteher, halten durch diesen einfachen Trick länger durch.

Mittags
- Erstellen Sie sich einen Tagesplan.
- Halten Sie regelmäßige Mahlzeiten ein.
- Dehnen Sie Ihren Mittagsschlaf nicht länger als 10 bis 20 Minuten aus.
- Wenn Sie einen Mittagsschlaf halten, dann führen Sie ihn regelmäßig durch.
- Eine Siesta („Napping") kann die Herzinfarktquote um 30 % absenken. „Nappers" haben in der Nacht weniger Schlafstörungen als Nicht-„Nappers".
- Trinken Sie Kaffee, Tee nur nachmittags bis 16 Uhr.

Spätnachmittags
- Führen sie für 20 Minuten eine der folgenden Tätigkeiten durch:
  - Spaziergang
  - Fahrradfahren (nicht abends!)
  - Heimfahrradfahren (nicht abends!)

  Bewegen Sie sich so schnell, dass Sie noch durch die Nase einatmen können und dass sie sich gut mit Ihrem Partner unterhalten können. Wenn Sie länger trainieren, sollten Sie pro Stunde Bewegung ein Liter Flüssigkeit und 40 bis 60 Gramm Glukose zuführen.

  Aerobe Übungen (ohne dass ein Sauerstoffmangel auftritt) verkürzen die Einschlafzeit, erhöhen die Schlafdauer und vermindern die Tagesschläfrigkeit.

- Führen Sie einige Übungen auf dem Minitrampolin durch.
- Verzichten Sie auf zentral erregende Medikamente, Genussmittel (Kaffee, Tee, Kakao, Schokolade, koffeinhaltige Erfrischungsgetränke) sowie Nikotin und Alkohol, insbesondere kein Sekt/Champagner (Durchschlafstörungen) ab dem Spätnachmittag.

  Alkohol fördert das Einschlafen, aber er erschwert das Durchschlafen und verstärkt das Schnarchen. Koffein verlängert die Zeit, bis Sie einschlafen, und verringert die Gesamtschlafdauer. Nikotin (weniger als zwei Stunden vor dem Einschlafen) verlängert die Zeit, bis Sie einschlafen.
- Konzentrieren Sie Ihre Flüssigkeitszufuhr auf die Vor- und die frühen Nachmittagsstunden.
- Lernen Sie zwei Sätze aus Ihrer Tageszeitung auswendig.

Um 18 Uhr

- Eiweißreich essen, z. B. Schinken, Wurst, Fleisch, sollten Sie spätestens um 18 Uhr.

Im Winter

- Setzen Sie sich eine halbe Stunde bis eine Stunde vor eine Biolichtlampe (5 000 bis 10 000 Lux), die Sie in einem Sanitätshaus erwerben können.
- Bei 60- bis 80-jährigen Personen erhöht dies den REM-Schlaf und vermindert die nächtliche Wachheit um eine Stunde (zwischen 10 und 12 Uhr oder 14 und 16 Uhr). Im direkten Vergleich ist es besser wirksam als Melatonintabletten.

Gehen Sie möglichst jeden Tag eine Stunde spazieren. Natürliches Sonnenlicht direkt nach dem Sonnenaufgang hat 10 000 Lux; volles Sonnenlicht hat 100 000 Lux!

Vor dem Zu-Bett-Gehen (eine halbe Stunde vorher)

- Essen Sie vor dem Zu-Bett-Gehen:
  - einen halben Apfel
  - oder ein halbes Brot
  - oder einen Teelöffel Honig oder ein „Betthupferl"
  - und essen Sie zusätzlich eine getrocknete Aprikose oder eine Banane oder etwas Bierhefe (kaliumreich).
- Nehmen Sie abends keine schweren Mahlzeiten zu sich!
- Trinken Sie Holundersaft oder Kirschsaft, oder essen Sie ein paar Sonnenblumenkerne (magnesiumreich).
- Folgende Getränke haben sich am Abend als günstig erwiesen:
  - Ein Glas Milch
  - Melissentee: drei Beutel auf eine Tasse heißes Wasser; 10 Minuten ziehen lassen)
  - Hopfenzapfen (zerkleinert): ein gut gefüllter Teelöffel auf eine Tasse heißes Wasser; 15 Minuten ziehen lassen
  - Baldriantee: Einen Beutel auf eine Tasse heißes Wasser; 10 Minuten ziehen lassen.

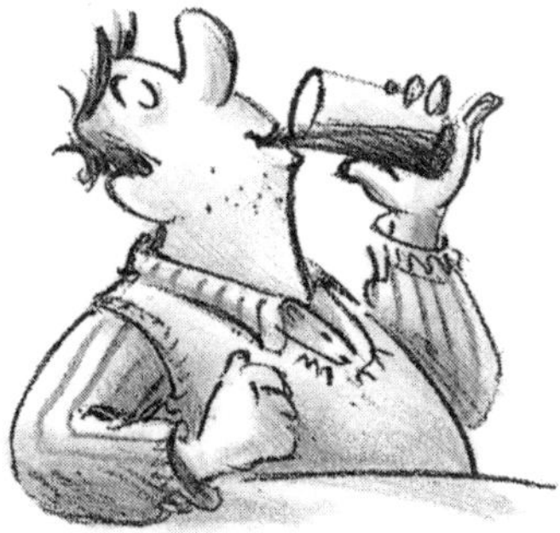

- Ein Baldrian-Vollbad kann Wunder bewirken.
- Riechen Sie an einem der folgenden ätherischen Öle: Bergamotteöl, Lavendelöl, Melisseöl, Orangenblütenöl, Jasminöl
- Folgende Entspannungsmethoden wirken sich günstig auf die Schlafqualität aus. Wählen Sie die Methode aus, mit der Sie am meisten Erfolg haben:
  - Autogenes Training
  - Jacobson-Entspannungstraining

- Gönnen Sie ab und zu eine Massage. Sie erhöht Ihre Gefühlslage und Ihre Schlafqualität.
- Leichte entspannende Musik (je nach Geschmack: Jazz, Klassik oder Volksmusik) eine Dreiviertelstunde vor dem Schlafengehen verbessert innerhalb von drei Wochen die Schlafqualität (bessere subjektive Schlafqualität, längere Schlafdauer, kürzere Einschlafzeit) um 35 %. Weiterhin ist das Befinden tagsüber besser. Zusätzlich vermindert sich bei älteren Frauen die Anzahl der nächtlichen Aufwachphasen.
- Schreiben Sie Ihre Träume stichpunktartig auf und schreiben Sie auch auf, welche Gefühle sie im Traum empfunden haben.
- Wenn Sie einschlafen, aber nicht durchschlafen, setzen Sie sich auf einen Stuhl („Grübelstuhl"), um vor dem Schlafengehen bewusst die Ereignisse des Tages und die Aufgaben des nächsten Tages in Gedanken durchzugehen. Schreiben Sie sie auf, wenn Sie dadurch zur nötigen inneren Ruhe kommen.
- Folgende einfache naturheilkundliche Maßnahmen können sehr hilfreich für das Einschlafen sein: ein warmes Handbad, ein ansteigendes Armbad, ein warmes Fußbad oder ein warmes Vollbad. Alternativ können Sie auch Ihre Füße für fünf Minuten auf ein Vibrationsgerät stellen.

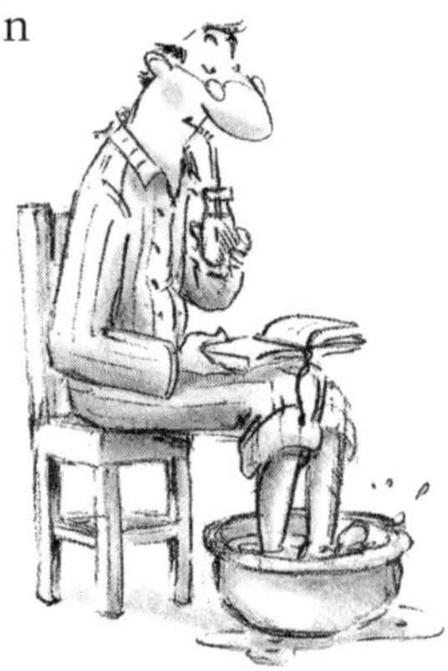

Hände und Füße müssen warm sein: Wissenschaftlich ist nachgewiesen, dass warme Fußbäder vor dem Zubettgehen den Schlaf signi-

fikant verbessern. Aspirin hebt diesen Effekt wieder auf. Je später man zu Bett geht, desto wichtiger ist dieser Ratschlag, da die Körpertemperatur ein Maximum am frühen Abend und ein Minimum um drei Uhr nachts (Abfall um etwa 0,5 Grad Celsius) aufweist. Wenn Sie Sauna oder ein warmes Bad weniger als fünf Stunden vor dem Zubettgehen durchführen, schlafen Sie besser ein und Sie schlafen außerdem tiefer. Kalte Füße erhöhen das Erkältungsrisiko.
- Toilette: Vor dem Schlafengehen sollten Sie unbedingt auf die Toilette gehen.

Im Bett
- Schaffen Sie sich Einzelbetten an.
- Einteilige, mittelharte Matratzen mit verstellbarem Lattenrost sind besonders günstig. „Wie man sich bettet, so liegt man!" – „Wie man sich bettet, so schläft man!" Ein gutes Bett ist eine Grundvoraussetzung für einen erholsamen Schlaf!
- Wolle/Baumwolle als Bettbezug (Wärme) wird dringend empfohlen.
- Auch das Kissen und das Oberbett sollten aus Baumwolle sein.
- Ein schlechtes Bett beeinträchtigt den Schlaf.
- Bei Bedarf probieren Sie eine Ganzkörperheizdecke.
- Schreiben Sie im Bett auf keinen Fall Briefe.
- Sehen Sie im Bett nicht fern.
- Gehen Sie nicht zu früh ins Bett. Achten Sie darauf, dass Sie kein Nickerchen vor dem Fernseher machen. Kauen sie eventuell Kaugummi, um das Nickerchen zu vermeiden und die Hirndurchblutung um etwa 60 % zu erhöhen!
- Gehen Sie nur ins Bett, wenn Sie müde sind. Gehen Sie eine halbe Stunde später als gewohnt ins Bett.

Das Schlafzimmer

- Achten Sie auf einen ausreichenden Lärmschutz, da ab 40 dB Geräuschpegel die REM-Phasen empfindlich gestört sind. Lärm führt zur Abnahme des Tiefschlafanteils, zur Zunahme des Leichtschlafs, zu vermehrten Wachreaktionen, zu einem Herzfrequenzanstieg und zur Verengung von Kapillaren (z. B. kalte Füße).
- Stellen Sie keine laut tickende Uhr auf Ihren Nachttisch.
- Drehen Sie den Wecker so, dass Sie keinen direkten Blick auf den Wecker haben.
- Die Raumtemperatur sollte etwa 14 bis 18 Grad Celsius betragen. Höhere Raumtemperaturen vermindern den Tiefschlaf und erschweren das Durchschlafen. Niedrigere Raumtemperaturen führen zu einer leichten Unterkühlung im Tiefschlaf und können den Anteil des REM-Schlafes vermindern.
- Schaffen Sie sich im Schlafzimmer einen sogenannten Freischalter an. Nach dem Abschalten der Beleuchtungen wird der Stromkreis auf sechs Volt reduziert (Elektrofachhandel).
- Entfernen Sie Ihre Tageskleidung aus dem Schlafzimmer. Der Geruch der Kleidung kann Ihren Schlaf stören.
- Hängen Sie bei trockener Luft einen Luftbefeuchter oder ein feuchtes Tuch auf.
- Legen Sie ungespritzte Orangenschalen auf den Nachttisch.

Nachts

- Schauen Sie nachts nicht auf die Uhr.
- Legen Sie bei Einschlafstörungen versuchsweise für 10 bis 20 Minuten eine heizbare Decke auf Ihren Bauch.
- Stehen Sie auf, wenn Sie nicht einschlafen, oder nach einem nächtlichen Erwachen nicht wieder einschlafen können (etwa nach 20 bis 30 Minuten).

- Setzen Sie sich im Wohnzimmer hin und hören Sie leise Musik. Machen Sie dabei kein Licht.
- Gehen Sie erst wieder ins Bett, wenn Sie unmittelbar erwarten einzuschlafen.

Am nächsten Tag

- Wenn Sie in der Nacht vorher schlecht/kaum geschlafen haben:
  - Stehen Sie trotzdem um 6.00 Uhr auf, bzw. zu der Zeit, zu der Sie gewohnt sind aufzustehen, unabhängig von dem eigenen Befinden oder der Schlafqualität der vergangenen Nacht.
  - Ruhen Sie sich um 12.00 Uhr für 20 Minuten aus.
  - Ruhen Sie sich um 18.00 Uhr für etwa 20 Minuten aus.
  - Nehmen Sie mittags oder abends ein heißes Bad (etwa 37,5 bis 38 Grad Celsius); es verhindert Wachheitseinbußen und Störungen des Gedächtnisses.

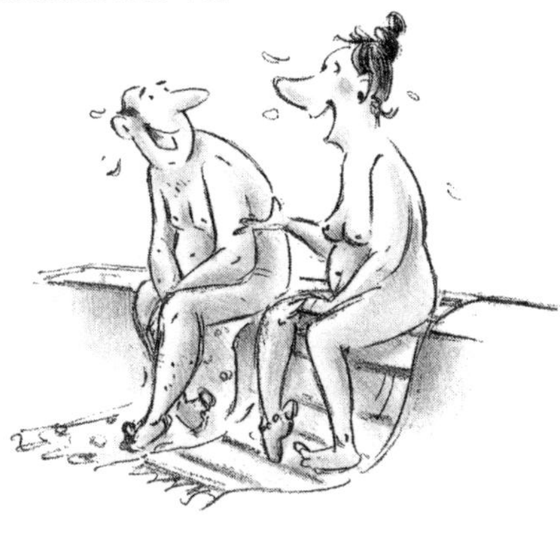

- Gehen Sie am Tage mindestens eine halbe bis eine Stunde an die frische Luft (Sonne).
- Setzen Sie sich am Abend evtl. eine halbe bis eine Stunde vor eine Biolichtlampe.
- Wenn Sie nachts weniger drei Stunden geschlafen haben, sollten Sie nur mäßiges körperliches Training durchführen.
- Eventuell verkürzt die Einnahme von Vitamin B 12 (drei Milligramm pro Tag für 14 Tage) die Schlafphase und führt zur besseren Regeneration in Richtung „sich erfrischt fühlen“, „bessere Konzentration“ und „bessere Schlafqualität“.

Schlafentzug ist eine der wirkungsvollsten Maßnahmen bei Schlafstörungen

- Führen Sie bei zunehmendem nächtlichen Erwachen für zwei Wochen oder länger ein genaues Schlafprotokoll.
- Errechnen Sie Ihre mittlere Schlafdauer.
- Gehen Sie für diese von Ihnen berechnete Schlafdauer in Ihr Bett. Ist die berechnete Schlafdauer unter 4,5 Stunden, so gehen Sie trotzdem 4,5 Stunden in Ihr Bett. Bestimmen Sie einen genauen Zeitpunkt, zu dem Sie aufstehen. Ab diesem Zeitpunkt berechnen Sie zeitlich rückwärts Ihre Zeit, zu der Sie zu Bett gehen.
- Führen Sie weiterhin ein Schlafprotokoll. Beträgt Ihre Schlafzeit 85 %, gehen Sie in der nächsten Nacht 15 Minuten früher zu Bett.
- Beträgt Ihre Schlafzeit nach einigen Nächten weiterhin 85 %, gehen Sie wiederum 15 Minuten früher zu Bett.
- Wiederholen Sie diese Vorgehensweise (15 Minuten früher zu Bett gehen) so lange, bis Sie die für Sie ausreichende Schlafmenge erreicht haben und bis Sie 85 % Ihrer „Bettzeit“ im Bett schlafen.

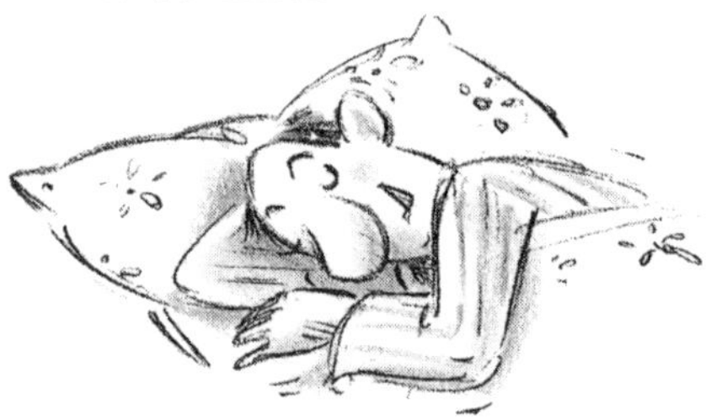

7. Training der diätetischen Vitalität

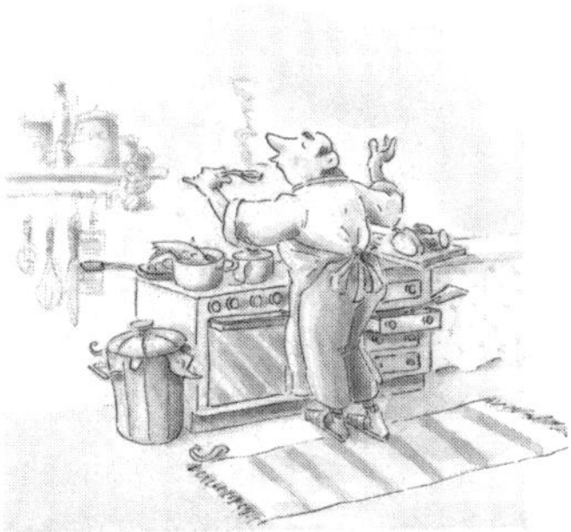

Diät kommt aus dem Altgriechischen und heißt ursprünglich: „Dem Leben gemäß".

Die Griechen im antiken Griechenland meinten mit „Diätetik" gesunde, ausgeglichene Lebensmuster. Es kam auf das maßvolle Genießen an: Nicht zu viel und nicht zu wenig. Heute sind die Fragen, die sich die alten Griechen einst stellten, aktueller denn je.

Folgende Bereiche sind für ausgeglichene Lebensmuster entscheidend:

1. Gehe ich genügend an die frische Luft: Licht und Luft?
2. Gehe ich vernünftig mit Speise und Trank um?
3. Wechseln Schlafen und Wachen bei mir in einem natürlichen Rhythmus?
4. Wechseln bei mir Bewegung und Ruhe in einem natürlichen Rhythmus?
5. Habe ich Probleme mit bestimmten Leidenschaften (z. B. Essen)?
6. Habe ich intensiv über die wichtigen Dinge im Leben wie Geburt, Leben, Altern und Tod nachgedacht?

7 Gehe ich in einem vernünftigen Rhythmus mit Reden, Zuhören und Schweigen um?

8 Wechseln bei mir das Alleinsein und das Zusammensein mit anderen Personen in einem natürlichen Rhythmus?

9 Habe ich intensiv über ein Leben mit Einschränkung / Leben ohne Einschränkung nachgedacht?

10 Habe ich intensiv über das Problem Geben und Nehmen, Liebe und Gnade, Dankbarkeit und Freude nachgedacht?

11 Verbringen Sie täglich mindestens 1,5 Stunden in die Natur, auf dem Balkon, auf der Terrasse, auf jeden Fall draußen.

Gesunde Ältere setzen sich nur eine Stunde dem Sonnenlicht bzw. der natürlichen Bestrahlung (Lichtexpositionszeit) in der freien Natur aus. Jüngere Personen haben eine Lichtexpositionszeit von 1,5 Stunden pro Tag; Alzheimer-Patienten dagegen nur von einer halben Stunde pro Tag im Vergleich zu einer Stunde bei gesunden Älteren.

12 Trinken Sie Zitronentee oder Lavendeltee.

13 Essen Sie vor einer geistigen Tätigkeit und vor einem Bewegungstraining ein Stück Vollkornbrot, eine Banane oder einen Apfel.

14 Essen Sie vor einem Bewegungstraining ein Stück Vollkornbrot, eine Banane oder einen Apfel. Kohlenhydrate, die während körperlichen Übungen eingenommen werden, erhöhen die körperliche Leistungsfähigkeit.

15 Essen Sie dasselbe etwa eine halbe Stunde vor dem Schlafengehen.

16 Essen Sie eine gesunde Mischkost mit viel Obst und Gemüse:
- Essen Sie viel Kartoffeln und Brot.
- Essen Sie 1-mal Fisch pro Woche, z. B. Makrele.
- Essen Sie täglich einen Joghurt, eine Scheibe Käse und trinken Sie ein Glas Milch.
- Essen Sie nicht mehr als 20 Gramm Butter pro Tag.
- Essen sie wenig Fertigkost, Käse, Wurst, Süßigkeiten.
- Essen Sie ein bis zwei Eier pro Woche.

17 Verwenden Sie regelmäßig Olivenöl, Rapsöl, Walnussöl oder Weizenkeimöl.

18 Es gibt Pflanzen, die die Japaner als „lebensverlängernde Pflanzen“ bezeichnen. 100 Gramm pro Tag von einer dieser Pflanzen sind ausreichend. Folgende Pflanzen erfüllen diese Vorraussetzungen: Chicoree, Gartenkürbis, Grüner Kopfsalat, Grüner Pfeffer, Grüner Spargel, Italienischer Brokkoli, Karotten (gekocht), Lauch, Petersilie, Porree, Reis/Weizen, Rübenblätter, Schnittlauch, Spinat, Zichorie.

19 Trinken Sie zwei bis drei Liter Flüssigkeit pro Tag ohne Berücksichtigung von Kaffee, Tee, Alkohol.

20 Essen Sie möglichst gemeinsam.

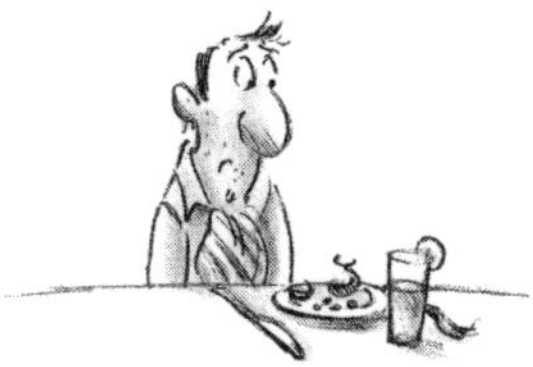

21 Nutzen Sie die Mahlzeiten zur Muße und als Gelegenheit zum Gespräch.

Im Alter ist Ihr Immunsystem nicht mehr so tatkräftig. Erkältungen klingen langsamer ab, Wunden heilen langsamer.

22 Wenn Sie auf Ihrem Speiseplan regelmäßig folgende Lebensmittel stehen haben, jubiliert Ihr Immunsystem: Aprikosen, Bananen, Erdbeeren, Grünkohl, Hagebutten, Hefe, Holundersaft, Kakao, Karotten, Milch/Joghurt, Pistazienkerne, Preiselbeeren, Sojabohnen, Sonnenblumenkerne, Tomaten, Weizen, Weizenkeime, Weizenkeimöl, Zwiebel/Knoblauch. Eines dieser Lebensmittel sollten Sie pro Tag zu sich nehmen.

8. Training der Vitalität der lebensdienlichen gegenseitigen Teilhabe

1 Suchen Sie mit einigen wenigen Menschen, die Ihnen liegen, einen intensiven, vertrauensvollen weiterführenden Gedankenaustausch.

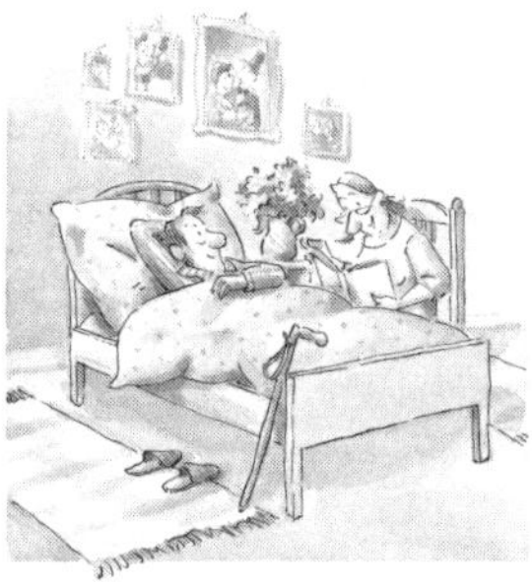

2 Lesen Sie mit einer/einem Bekannten das Gedicht von F. Hölderlin (S. 97) und versuchen Sie gemeinsam sich darauf zu einigen, was es für Sie bedeutet:

- Was bedeutet es Ihnen gemeinsam in Bezug auf das Leben?
- Was bedeutet es Ihnen gemeinsam in Bezug in Bezug auf die Liebe?
- Was bedeutet es Ihnen gemeinsam in Bezug auf die Hoffnung?

- Was bedeutet es Ihnen gemeinsam in Bezug auf das Alter?
- Was bedeutet es Ihnen gemeinsam in Bezug auf die Jugend?
- Was bedeutet es Ihnen gemeinsam in Bezug auf die Natur?
- Wie legen Sie gemeinsam den Begriff „heilignüchtern" aus?
- Was bedeutet es in Bezug auf Schönheit?
- Was bedeutet es Ihnen in Bezug auf sprachliche und klangliche Schönheit?

Hälfte des Lebens

Mit gelben Birnen hänget
Und voll mit wilden Rosen
Das Land in den See,
Ihr holden Schwäne,
Und trunken von Küssen
Tunkt ihr das Haupt
Ins heilignüchterne Wasser.

Weh mir, wo nehm ich, wenn
Es Winter ist, die Blumen, und wo
Den Sonnenschein,
Und Schatten der Erde?
Die Mauern stehn
Sprachlos und kalt, im Winde
Klirren die Fahnen.

Friedrich Hölderlin (1770–1843)

3. Lesen Sie mit einer/einem Bekannten folgendes Gedicht von Johann Wolfgang von Goethe, das in das Japanische übersetzt wurde, und versuchen Sie gemeinsam sich darauf zu einigen, welche Gedichtform (Deutsch oder die Rückübersetzung aus dem Japanischen) Sie mehr anspricht und warum.

Deutsch:
Über allen Gipfeln
Ist Ruh',
In allen Wipfeln
Spürest du
Kaum einen Hauch;
Die Vöglein schweigen im Walde.
Warte nur, balde
Ruhest du auch.

Rückübersetzung aus dem Japanischen:
Stille ist im Pavillon aus Jade
Krähen fliegen stumm
Zu beschneiten Kirschbäumen im Mondlicht
Ich sitze
Und weine.

4. Gehen Sie zusätzlich einmal pro Monat in ein Pflegeheim, und lesen Sie einem Heimbewohner eine kleine Geschichte vor, oder gehen Sie mit ihm einen Kaffee trinken. Sie fühlen sich anschließend wahrscheinlich sehr wohl. Die gegenseitige Teilhabe ist ein entscheidendes Merkmal für die Lebensqualität im Alter. Etwa drei Viertel der älteren Personen halten einen glückenden Umgang mit vertrauten Menschen und eine erfüllte Partnerschaft für sehr wichtig.

9. Training der kulturellen und religiösen Vitalität

1. Besuchen Sie einen Kurs in der Volkshochschule. Lernen Sie z. B. eine neue Sprache, lernen Sie zu musizieren, zu töpfern oder zu reden.

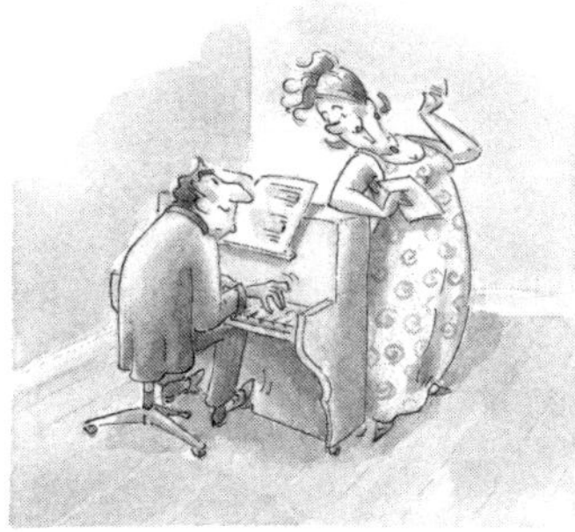

2. Übernehmen Sie ein kleines Ehrenamt. Wenn Sie soziale Verpflichtungen übernehmen, helfen Sie mit, Vorurteilen der Jüngeren vorzubeugen und zur Entschärfung des Generationenkonfliktes beizutragen.

3. Denken Sie nach über Religion, Religiosität und philosophische Fragestellungen. Unterhalten Sie sich mit Ihren Freundinnen, Freunden und Bekannten auch über religiöse Themen. Folgende Gedanken können Ihnen Anregung dafür sein:
   - Liebe deinen Gott. Gott ist Liebe.
   - Sich selbst loslassen zu können und Vertrauen zu haben – das ist die befreiende Erfahrung Gottes als Geheimnis der Welt.
   - Sören Kierkegaard: „Keiner verirrt sich soweit weg, dass er nicht zurückfinden kann zu dir, der du nicht bloß bist die Quelle, die sich finden lässt. Du, der du wie keine Quelle bist, der selber den Dürstenden sucht."
   - „Denkt um" (anstatt „Tut Buße")
   - Ich bin in Gott und Gott ist in mir.
   - Liebe deinen Nächsten wie dich selbst.

- Liebet eure Feinde.
- Um alles, was ihr bittet im Gebet, wenn ihr glaubet, werdet ihr's empfangen. (Mt 21,22; s. a. Mk 11,24; Joh 14,13)
- Am Anfang war das Wort. Und das Wort ist Fleisch geworden und lebt unter uns in mir, im anderen und zwischen allem und zwischen uns im Gespräch mit anderen und mit allem.
- Der Mensch ist wichtiger als menschengemachte Normen.
- Wir gehören nicht nur uns selbst.
- Ich sterbe nicht, ich werde verwandelt.

  Dies ist eine mystische Aussage. „Mystik geht von der begründeten Annahme aus, dass die Wirklichkeit umfassender ist, als sie (natur)wissenschaftlich feststellbar ist. Mystik ist die Definition der Welt unter Einschluss der Existenz Gottes."
- Wo gehe ich hin, wenn ich sterbe?
- Wenn ich gestorben bin, sind Glaube und Hoffnung aufgelöst; die Liebe jedoch nicht.
- „Der Glaube ist auf Offenbarung angewiesen. Er kann sich also gerade nicht darauf beziehen, dass er sich alles so trefflich ausgedacht hat. Das kommt auch in dem Begriff Religion zum Ausdruck. Er wird oft auf religare (lat. „zurückbinden") zurückgeführt. Ich halte es aber für viel wahrscheinlicher, dass Religion etymologisch gesehen zurückgeht auf religere (lat. „wieder lesen, immer wieder etwas tun"). Man versichert sich des tragenden Grundes für das eigene Leben dadurch, dass man dieses Grundes in regelmäßig wiederholten Handlungen gewiss wird, dass man Gott in wiederkehrenden Riten und in einem als verbindlich anerkannten Handeln verehrt."

- Wo bin ich gewesen, bevor ich auf die Welt gekommen bin?
- „Ich glaube, dass trotz des offensichtlichen Unsinns das Leben dennoch einen Sinn hat. Ich ergebe mich darein, diesen letzten Sinn mit dem Verstand nicht fassen zu können, bin aber bereit, ihm zu dienen." (Hermann Hesse)
- Die Liebe, häufig als Himmel bezeichnet, drückt sich in geglückten sozialen Beziehungen aus, die immer auch geglückte personale Beziehungen sein müssen. Die Liebe vollzieht sich im Ja zum Guten und um seiner selbst willen.

  Himmel leitet die deutsche Sprache von dem alten Wort „Heime", „Heimat" ab.
- „Hochaktuell ist Lao-Tzes (6. Jh. v. Chr.) Warnung vor Weltveränderern:

  Es gibt solche, die wollen die Welt erobern
  Und aus ihr machen (was sie sich vorstellen oder begehren)
  Ich sehe, dass es ihnen nicht gelingen wird.
  (Denn) die Welt ist Gottes eigenes Gefäß;
  Es kann (durch menschliches Eingreifen) nicht gemacht werden
  Wer es macht, verliert es.
  Wer es festhält, verliert es."

4 Denken Sie über folgende ethische Fragen und Aussagen nach und diskutieren Sie sie mit Bekannten und Freunden:

- „Zum freiwilligen Mitwirken gehört die persönliche Entscheidung jedes Einzelnen in Konkurrenz zu Nichtstun, Freizeit, Spaß und Erholung. Sie ist ein Geschenk an die Gemeinschaft, unbezahlbar und von außen nicht verfügbar."

- Was bedingt die Würde des Menschen? Ist es seine jeweilige Einmaligkeit (inklusive seiner Verankerung in Gott?) und seine Verletzlichkeit im körperlichen und seelischen Bereich?
- Die Würde des einzelnen Menschen, im Sinne eines personalen Rechts, gründen sich auf seiner jeweiligen Einmaligkeit (einzigartige und unverwechselbare Person), seiner unauflösbaren Verbundenheit auf andere, der unauflösbaren Verbundenheit und Angewiesenheit anderer auf ihn und seiner Unvollkommenheit bzw. Verletzlichkeit.

10. Training der kreativen Vitalität

1. Versuchen Sie, ein wenig weise zu werden.

2. Akzeptieren Sie, was und wie es ist, ohne natürlich mit allem einverstanden zu sein.

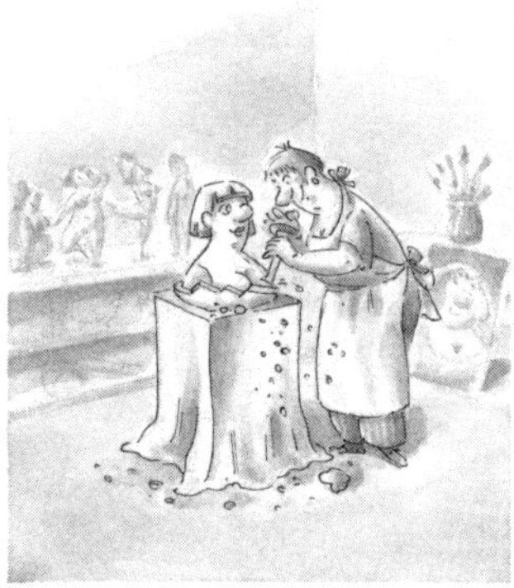

3. Akzeptieren Sie, wie Sie sind, und entfalten Sie von sich, was möglich ist.

4. Akzeptieren Sie, wie die anderen sind.

Diese Aussagen zu verinnerlichen, heißt, sich von geistigen Modellen des Maximierens, des Alleskönners zu verabschieden und den Optimisten zu begrüßen, der aus dem Vorhandenen das Mögliche zur Entfaltung bringt.

Wenn wir diese Überlegung akzeptieren, stimmen wir mit folgenden Kreativitätsdefinitionen überein: Kreativität ist das Vertrauen in die eigene Fähigkeit, Probleme mit hoher Motivation handhaben und lösen zu können sowie die Fähigkeit zu haben, von den Problemen zu lernen (positives Feedback).

Soziale Kreativität hat sechs Hauptmerkmale:

1. Ich bestimme über mein zukünftiges Leben (Persönliche Unabhängigkeit).

2. Ich nehme die Wirklichkeit, ohne sie zu beschönigen, so wie sie ist (Annäherungsfähigkeit an die Wirklichkeit).

3. Ich kann mich auch im hohen Alter weiterentwickeln, wenn ich mir Freiräume schaffe und unkonventionell bin (Dominanz).

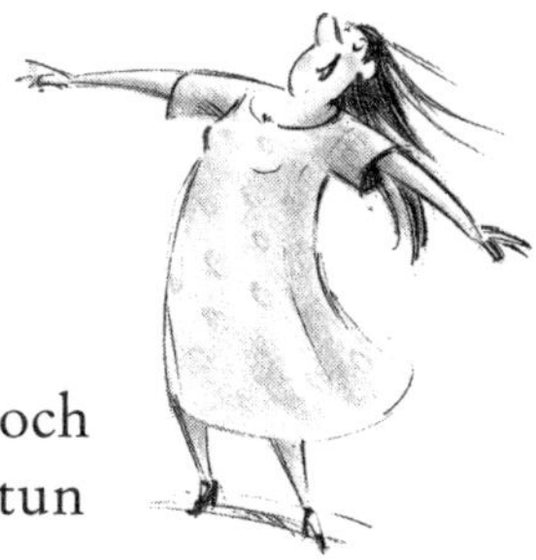

4. Ich fühle, dass eine gute Zeit für mich noch kommt, in der ich anderen auch Gutes tun kann (hohes Selbstwertgefühl).

5. Ich halte mich körperlich und geistig fit, weil ich glaube, dass jeder Mensch in seinem Leben Aufgaben erfüllen soll, zu denen er möglichst viel selbst beitragen kann (hohe kreative Fähigkeiten in Bezug auf Kognition).

6. Ich kann immer wieder neuen Sinn finden im Leben.

Folgende Texte können Sie dazu anregen:

„Die Fähigkeit, zur Neudefinition von Lebenssinn im Alter zu gelangen, auch wenn körperliche und soziale Einschränkungen viel oder die meisten der früheren Wege der Sinngebung, d. h. eines befriedigenden Lebens eliminieren, kann als Weisheit bezeichnet werden."

„Im Alter lenkt auch die Kunst Kompromisse schließen sowie die Möglichkeiten und Grenzen körperlichen Erlebens aufspüren, nutzen und respektieren zu können, die Bewertung des Wohlbefindens in besonderem Maße." Ein Auszug aus dem Tagebuch eines 72-jährigen Gärtners soll dies verdeutlichen: „Habe mir ein kurzes Mittagsschläfchen gegönnt, wunderbar erfrischt aufgewacht, bewundere staunend die Vollkommenheit des rankenden Efeus in meinem Zimmer. Aus einer Kette von Kleinigkeiten ist unser Leben zusammengesetzt. Wir bemerken es nur nicht, weil wir mit „großen Dingen" beschäftigt sind, die uns vordergründig fordern, uns aber innerlich nicht berühren."

Oder lesen Sie langsam folgendes Gedicht von Norbert Elias:

Ein wenig stirbt man Tag für Tag und fasst es nicht
wie etwas weitergeht und ist vorbei
und wie ein Tag verrinnt in seine Nacht
und aufersteht ein fremdes Einerlei
und schwer erträglich ist wie Stunden fallen
im Pulse Stimmen kommen und vergehen
und wie Geburt und Tod ist Gegenwart
und ganz alltäglich Schritte die verhallen
indessen innen noch Knospen stehen und Neues harrt.

Norbert Elias, Los der Menschen, Suhrkamp, Frankfurt, 1987

Hier schimmert die Lebensweisheit des Alters auf: Fragen nach dem Sinn des Lebens, nach der Lebensplanung, nach der Lebensdeutung, nach der Lebensführung. Doch zeigt dieses Beispiel auch, wie eng körperliches und seelisches Wohlbefinden ineinander wirken und psychische Komponenten die physischen kompensieren können. Es zeigt uns, dass wir besonders im ganz Alltäglichen Glückerfahrungen machen und Lebenszufriedenheit aufbauen.

Lesen Sie gemeinsam mit Ihren Freunden eines der schönsten Gedichte von Hermann Hesse, lassen Sie es einfach einige Augenblicke auf Sie wirken und sinnieren und diskutieren Sie anschließend ein wenig darüber.

Wie jede Blüte welkt und jede Jugend
Dem Alter weicht, blüht jede Lebensstufe,
Blüht jede Weisheit auch und jede Tugend
Zu ihrer Zeit und darf nicht ewig dauern.
Es muss das Herz bei jedem Lebensrufe
Bereit zum Abschied sein und Neubeginne,
um sich in Tapferkeit und ohne Trauern
in andere, neue Bindungen zu geben.
Und jedem Anfang wohnt ein Zauber inne,
der uns beschützt und der uns hilft zu leben.

Wir sollten heiter Raum um Raum durchschreiten,
An keinem wie an einer Heimat hängen,
Der Weltgeist will nicht fesseln uns und engen
Er will uns Stuf' um Stufe heben, weiten.
Kaum sind wir heimisch einem Lebenskreise
und traulich eingewohnt, so droht Erschlaffen.

Nur wer bereit zu Aufbruch ist und Reise
Mag lähmender Gewöhnung sich entraffen.

Es wird vielleicht auch noch die Todesstunde
Uns neuen Räumen jung entgegensenden,
Des Lebens Ruf an uns wird niemals enden …
Wohlan denn, Herz, nimm Abschied und gesunde!

Hermann Hesse

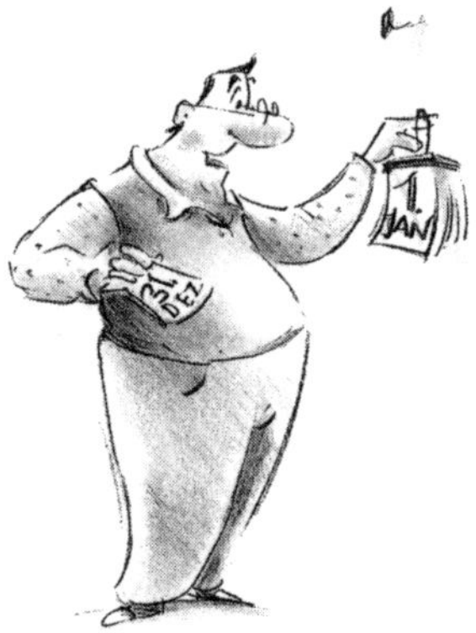

Anhang

Checklisten

„Erfolgreiche“ Langlebige weisen folgende Merkmale auf:

- Sie haben ein einfaches und arbeitsreiches Leben geführt.
- Sie haben regelmäßige, mäßige körperliche Anstrengungen durchgeführt.
- Sie haben nur mittleren Stress für sich zugelassen.
- Sie haben Freude an Arbeit und Muse.
- Sie haben einen regelmäßigen Schlaf.
- Sie haben wenig geraucht.
- Sie haben regelmäßig, aber mäßig, Alkohol (z. B. ein Viertel Liter Wein) getrunken.
- Sie waren und sind ihr ganzes Leben neugierig auf andere Personen und auf neue Dinge und Ereignisse.
- Sie besitzen ein positives Selbstkonzept („Ich mache das Beste aus meinem Leben; das Leben hat noch einen Sinn; ich habe Hoffnung, das eigene Leben ist nützlich; ich will noch einige wichtige Dinge erreichen.“)
- Sie hatten das Gefühl verletzbar, aber nicht besiegbar zu sein.
- Sie haben das subjektive Gefühl des Gesundseins.

Immerhin können 40 % der Hundertjährigen sich noch selbstständig an- und auskleiden, sich selbstständig ins Bett legen, selbstständig zur Toilette gehen, selbstständig baden/duschen.

Es besteht keine Beziehung zwischen erfolgreichem Altern und regelmäßigen Arztkontakten!

- Sie haben finanziell keine Sorgen.
- Sie haben Ihre Mahlzeiten meistens regelmäßig und zusammen mit anderen eingenommen.
- Sie haben viel Obst und Gemüse gegessen.
- Das Essen war meistens ein schmackhaftes Essen, das Sie bewusst genossen haben.
- Sie haben Ihre Mahlzeiten als bewusste Pause gestaltet und als eine gute Gelegenheit zum genussvollen Gespräch genutzt.

Wenn Sie ein „erfolgreicher" Langlebiger werden wollen, achten Sie darauf, dass Sie folgende einfache Tätigkeiten des täglichen Lebens und folgende kompliziertere Tätigkeiten des täglichen Lebens bis ins hohe Alter selbstständig durchführen können:

Einfache Aktivitäten des täglichen Lebens

Sie haben keine Schwierigkeiten bei folgenden Tätigkeiten:
- beim Baden; den Baderaum zu erreichen
- beim Anziehen
- beim Essen
- bei Benutzung der Toilette; die Toilette zu erreichen
- beim Ins-Bett-Gehen; beim Ausziehen
- beim Aus-dem-Bett-Aufstehen; beim Im-Haus-Herumgehen
- beim Hinsetzen auf einen Stuhl
- beim Aufstehen aus einem Stuhl
- beim Gehen quer durch einen Raum
- beim Verlassen des Hauses

Komplizierte Tätigkeiten des täglichen Lebens

Sie haben keine Schwierigkeiten bei folgenden Tätigkeiten:

- Ihre eigenen Mahlzeiten vorzubereiten
- beim einfachen Einkaufen Ihren eigenen Wagen zu fahren
- persönliche Dinge oder Dinge für den Haushalt einzukaufen
- ein Standardtelefon zu benutzen
- einen Telefonhörer abzunehmen und zu sprechen
- eine Rücksprechanlage (Tür) zu benutzen
- Arzneimittel nach Vorschrift einzunehmen
- Geldangelegenheiten zu regeln
- anstrengende Hausarbeiten zu erledigen
- leichte Hausarbeiten zu erledigen

Wenn Sie diese Tätigkeiten durchführen können, haben Sie keine Furcht vor Stürzen. Wenn Sie ihr persönliches Sturzrisiko abschätzen wollen, führen Sie folgenden einfachen Test durch.

Test des persönlichen Sturzrisikos

Geben Sie Ihrem Ehepartner oder einem Bekannten eine Stoppuhr in die Hand.

- Sie gehen so schnell wie möglich eine Strecke von genau vier Metern. Die Zeit wird von Ihrem Partner gemessen.
- Danach gehen Sie die Strecke von vier Metern noch einmal. Während des Gehens ziehen Sie gleichzeitig von 100 die Zahl drei fortlaufend ab und sprechen die Ergebnisse laut aus (100, 97 usw.). Die Zeit wird wieder von Ihrem Partner gemessen. Sinkt dabei Ihre Gehgeschwindigkeit im Vergleich zum ersten Gehtest weniger als ein Fünftel ab, so liegt bei Ihnen normalerweise kein erhöhtes Sturzrisiko vor.

Fragebögen

Fragebogen für Langlebige

Die Fragen beziehen sich alle auf Ihre jetzige Lebensphase. Viele Ja-Anworten bedeuten, dass Sie gute Aussichten haben, ein langes und erfülltes Leben zu führen. Wenn Sie ein gutes Leben gelebt haben und ohne Angst in die Zukunft schauen, ist die Chance, lange unabhängig zu leben, besonders hoch.

- Wechseln Sie regelmäßig ab zwischen Arbeit und Muße? **Ja** / Nein
- Teilen Sie sich Ihren Tag ein? **Ja** / Nein
- Ist Ihre Einstellung eher optimistisch und froh? **Ja** / Nein
- Haben Sie eine Ausbildung abgeschlossen? **Ja** / Nein
- Arbeiten Sie gerne? **Ja** / Nein
- Arbeiten Sie jeden Tag ein klein wenig? **Ja** / Nein
- Fühlen Sie sich wohl? **Ja** / Nein
- Können Sie die Dinge tun, die Sie sich vornehmen? **Ja** / Nein
- Sind Sie neugierig, neue Dinge zu lernen? **Ja** / Nein
- Haben Sie Zugang zu Internet und E-Mail? **Ja** / Nein
- Haben Sie einige Wünsche, die Sie sich unbedingt noch erfüllen wollen? **Ja** / Nein
- Sind Sie einigermaßen ausgeglichen? **Ja** / Nein
- Reisen Sie gerne? **Ja** / Nein
- Ist die heutige Welt für Sie spannend? **Ja** / Nein
- Bewerten Sie Ihr bisheriges Leben als überwiegend positiv? **Ja** / Nein
- Sind Sie zufrieden mit dem, was Sie bisher geleistet haben? **Ja** / Nein

- Lesen Sie die Tageszeitung, und diskutieren Sie gerne über aktuelle Themen? **Ja** / Nein
- Fühlen Sie sich gesund? **Ja** / Nein
- Gehen Sie immer zur selben Zeit schlafen, und stehen Sie immer in etwa zur selben Zeit auf? **Ja** / Nein
- Wandern Sie gerne etwa eine halbe bis eine Stunde pro Tag? **Ja** / Nein
- Fahren Sie gerne Fahrrad? **Ja** / Nein
- Können Sie Tai-Chi? **Ja** / Nein
- Können Sie mit offenen Augen für eine halbe Minute auf einem Bein stehen? **Ja** / Nein
- Können Sie in einer Minute aus einem Sessel ohne Lehnen 30-mal sich schnell aufrichten und wieder hinsetzen, ohne sich mit den Händen abzustützen? **Ja** / Nein
- Haben Sie schon einmal Übungen mit einem Theraband durchgeführt? **Ja** / Nein
- Genießen Sie Ihr Mittag- und Abendessen? **Ja** / Nein
- Essen Sie gerne gemeinsam mit anderen Ihr Mittag-/Abendessen? **Ja** / Nein
- Essen Sie viel Obst und Gemüse (5-mal am Tag)? **Ja** / Nein
- Essen Sie viel Kartoffeln und Brot? **Ja** / Nein
- Essen Sie täglich ein Joghurt, ein Glas Milch und eine Scheibe Käse? **Ja** / Nein
- Essen Sie wenig Fertigkost, Käse, Wurst, Süßigkeiten? **Ja** / Nein
- Essen Sie nicht mehr als 20 Gramm Butter pro Tag? **Ja** / Nein
- Verwenden Sie regelmäßig Olivenöl oder Rapsöl oder Walnussöl oder Weizenkeimöl? **Ja** / Nein
- Essen Sie wöchentlich 1-mal Fisch? **Ja** / Nein

- Essen Sie ein bis zwei Eier pro Woche? **Ja** / Nein
- Trinken Sie täglich etwa zwei bis zweieinhalb Liter Flüssigkeit, ohne Berücksichtigung von Kaffee, Tee, Alkohol? **Ja** / Nein
- Sind Sie gerne in Gesellschaft? **Ja** / Nein
- Fühlen Sie sich wohl in Ihrer Familie? **Ja** / Nein
- Fühlen Sie sich wohl in Ihrem Ort, mit Ihren Nachbarn, in Ihrem Verein? **Ja** / Nein
- Fühlen Sie sich wohl in Ihrer Wohnung? **Ja** / Nein
- Kommen Sie mit Ihrer Rente/Pension gut aus?
- Fühlen Sie sich unabhängig? **Ja** / Nein
- Können Sie auf Anhieb drei Wünsche nennen, die Sie sich im nächsten Jahr erfüllen möchten? **Ja** / Nein
- Vertrauen Sie mehr auf Ihre eigenen geistigen Fähigkeiten als auf Glück? **Ja** / Nein
- Haben Sie viele Erfahrungen in Ihrem Leben sammeln können? **Ja** / Nein
- Sind Sie neuen Dingen gegenüber aufgeschlossen? **Ja** / Nein
- Schauen Sie ohne Angst in die Zukunft? **Ja** / Nein
- Freuen Sie sich, neue Bekannte kennenzulernen? **Ja** / Nein
- Fühlen Sie sich als wertvoller Mensch? **Ja** / Nein
- Überlegen Sie, bevor Sie handeln bzw. entscheiden? **Ja** / Nein

Fragen zu möglichen Voralterungsrisiken

Alle nachfolgenden Fragen, die Sie mit Ja beantworten, deuten auf mögliche Voralterungsrisiken hin.

Biologischer Bereich

- Haben Sie einen Tagesrhythmus, der Erholungsphasen verhindert? (z. B. Schichtarbeit, Straßenbahnführer) **Ja** / Nein
- Treiben Sie extrem anstrengende Sportarten? (z. B. 20 Kilometer Langlauf, Marathonlauf) **Ja** / Nein
- Sitzen Sie am Tag zu lange, ohne sich ausreichend zu bewegen? **Ja** / Nein
- Leiden Sie unter einer Zuckerkrankheit? **Ja** / Nein
- Leiden Sie unter zu dickem Blut? **Ja** / Nein
- Leiden Sie unter den Folgen eines Schlaganfalles? **Ja** / Nein
- Leiden Sie unter einer Leberschrumpfung? **Ja** / Nein
- Rauchen Sie? **Ja** / Nein
- Trinken Sie zu viel Alkohol? **Ja** / Nein

Psychologisch/geistiger Bereich

- Haben Sie das Gefühl, die glücklichste Zeit vor dem 30. Lebensjahr erlebt zu haben? **Ja** / Nein
- Sind Sie unzufrieden mit Ihrem Beruf? **Ja** / Nein
- War Ihr Leben bisher freudlos? **Ja** / Nein
- Haben Sie das Gefühl, alt zu sein? **Ja** / Nein
- Sind Sie unglücklich über das Leben, das Sie führen? **Ja** / Nein
- Haben Sie keinen Sinn mehr für Humor? **Ja** / Nein
- Haben Sie kein Interesse am Erlernen von Neuem? **Ja** / Nein

- Können Sie nicht aus Ihren Fehlern lernen? **Ja** / Nein
- Haben Sie das Gefühl, Sie seien kein wertvoller Mensch **Ja** / Nein

Sozialer Bereich

- Ist Ihre Arbeit langweilig, monoton? **Ja** / Nein
- Fühlen Sie sich in Ihren Entscheidungen eingeengt? **Ja** / Nein
- Fühlen Sie sich alleine am wohlsten? **Ja** / Nein
- Haben Sie viele Bekanntschaften in der letzten Zeit nicht mehr gepflegt? **Ja** / Nein
- Sind Sie in keinem Verein? **Ja** / Nein
- Fühlen Sie sich dauernd unter Termindruck? **Ja** / Nein
- Haben Sie keine Gruppe, mit der Sie sich regelmäßig treffen und Gespräche führen? **Ja** / Nein

Um Vorurteile und Voralterungsrisiken gegen das Alter abzubauen, sollten Sie sich zu zweit oder in einer Gruppe zusammensetzen und folgende Fragen beantworten:

- Kennen Sie alte Menschen?
- Gaben diese Menschen Ihnen etwas mit auf Ihren Lebensweg (z. B.: Vorbilder, Ratschläge, Interessenanstöße)?
- Welche Beziehung hatten Sie früher zu älteren Menschen?
- Welche Beziehung haben Sie jetzt zu älteren Menschen?
- Welche Besonderheiten haben Sie an erfolgreich gealterten Menschen beobachtet?
- Wie wollen Sie selbst sein, wenn Sie zehn Jahre älter sind?
- Welche drei Dinge sind Ihnen zukünftig die wichtigsten?
- Gehen Sie auf junge Menschen zu?
- Bieten Sie Ihre Hilfe jungen Menschen an (z. B. Kindergarten, Spielplatz, Nachhilfe usw.)?

Tests

Zutrauenstests

Wie kann ich überprüfen, ob ich Zutrauen zu meinen eigenen Fähigkeiten habe?

Zutrauenstest 1

Ich traue mir etwas zu! Sie trauen sich etwas zu, wenn Sie folgende Fragen aus tiefer innerer Überzeugung mit einem Ja beantworten können:

- Wollen Sie Verantwortung für das eigene Leben übernehmen? (Sinn) **Ja** / Nein
- Haben Sie Aufgaben, die Sie als positive Herausforderung erleben? (Verstehen) **Ja** / Nein
- Gestalten Sie Ihr eigenes Leben selbst? (Managen; Selbstbestimmung) **Ja** / Nein
- Verwirklichen Sie Ihre Ziele und Werte? (Sinn) **Ja** / Nein

Diese Faktoren hängen in sich und für Ihre Lebensgestaltung auf das Engste zusammen. Sie werden auch als zusammenhängender Lebenssinn oder Kohärenzsinn bezeichnet.

Das erfolgreiche Altern wird von Ihnen sehr stark beeinflusst.

Die Chancen, Ihre geistige Leistungsfähigkeit bis ins hohe Alter zu bewahren und lange zu leben, stehen gut, wenn Sie die Fragen mit Ja beantwortet haben.

Dadurch sind und bleiben Sie kompetent und leben länger.

Zutrauenstest 2

Ich traue mir etwas zu! Sie können sich weiterhin etwas körperlich und geistig etwas zutrauen, wenn Sie auf folgende Fragen den unterstrichenen Antworten zustimmen können:

Bin ich locker und entspannt?

- Kleinigkeiten stören mich dieses Jahr mehr. Ja/**Nein**
- Ich mache mir manchmal so viele Sorgen, dass ich nicht schlafen kann. Ja/**Nein**
- Ich fürchte mich vor vielen Dingen. Ja/**Nein**
- Ich werde leichter missgelaunt als früher. Ja/**Nein**
- Ich nehme Dinge schwer. Ja/**Nein**
- Ich gerate leicht aus der Fassung. Ja/**Nein**

Bin ich locker und entspannt gegenüber dem eigenen Alter und fühle ich mich herausgefordert, mein Alter selbst in die Hand zu nehmen?

- Dinge werden mit meinem zunehmenden Alter schwerer. **Ja**/Nein
- Ich habe so viel Schwung, wie ich letztes Jahr hatte. **Ja**/Nein
- Ich denke keinesfalls: Wenn du älter wirst, wirst du weniger nützlich. **Ja**/Nein
- Im Alter sind Dinge besser/schlechter als ich dachte, dass sie wären. **Besser**/Schlechter
- Ich bin jetzt so glücklich, wie ich in jüngeren Jahren war. **Ja**/Nein

Bin ich locker und entspannt, wenn ich das Wort „Einsamkeit“ höre?

- Wie häufig fühlen Sie sich einsam? **Nicht häufig**/Sehr häufig
- Ich sehe meine Verwandten und Freunde oft genug. **Ja**/Nein
- Ich empfinde manchmal, dass das Leben nicht lebenswert sei. Ja/**Nein**
- Das Leben ist meistens schwer für mich. Ja/**Nein**
- Wie zufrieden sind Sie heute mit Ihrem Leben? **Zufrieden**/Unzufrieden
- Es gibt eine Menge Dinge, über die ich traurig bin. Ja/**Nein**

Zutrauenstest 3

Sie können sich weiterhin etwas körperlich und geistig viel in Bezug auf Unabhängigkeit zutrauen, wenn Sie folgende Fragen mit Nein beantworten können:

- Haben Sie Schwierigkeiten, längere Zeit zu stehen? Ja/**Nein**
- Haben Sie Schwierigkeiten, Gegenstände von etwa 10 Pfund zu heben oder zu tragen? Ja/**Nein**
- Haben Sie Schwierigkeiten, Treppen auf- und abzugehen? Ja/**Nein**
- Haben Sie Schwierigkeiten zu gehen? Ja/**Nein**
- Haben Sie Schwierigkeiten, sich zu beugen, zu bücken, zu knien? Ja/**Nein**
- Haben Sie Schwierigkeiten, Ihre Finger zu benutzen? Ja/**Nein**
- Haben Sie Schwierigkeiten, mit einem oder beiden Armen jemandem etwas zu reichen? Ja/**Nein**
- Haben Sie eine Nervosität, eine innere Gespanntheit, eine Ängstlichkeit oder eine Depression? Ja/**Nein**

- Haben Sie Einschlaf- und Durchschlaf-schwierigkeiten? Ja/**Nein**
- Haben Sie vermehrt kalte und verschwitzte, klebrige Hände? Ja/**Nein**
- Haben Sie einen schnellen Herzschlag ohne entsprechende körperliche Anstrengung? Ja/**Nein**
- Haben Sie Schmerzen oder Schwellungen in bestimmten Köperregionen? Ja/**Nein**
- Leiden Sie unter Schwäche, leichter Ermüdbarkeit oder Antriebslosigkeit? Ja/**Nein**
- Leiden Sie unter Schwächezuständen, Schwindel, Krankheitsgefühl? Ja/**Nein**
- Leiden Sie unter Kurzatmigkeit, Atemnot ohne entsprechende körperliche Anstrengung? Ja/**Nein**

Mobilitätstest: Selbstbeurteilung und Leistungsbeurteilung

Alle Antworten mit Ja sind gut für Ihre Mobilität.

- Können Sie von einem Stuhl ohne Armlehne ohne weitere Hilfe aufstehen? **Ja**/Nein
- Stehen Sie nach dem Aufstehen sicher, ohne weitere Hilfen, für zwei Minuten auf beiden Beinen mit geschlossenen Füßen? **Ja**/Nein
- Schließen Sie, wenn Sie aufrecht stehen, die Augen. Stehen Sie dabei für 10 Sekunden sicher? **Ja**/Nein
- Drehen Sie sich, wenn Sie aufrecht stehen, einmal um Ihre eigene Achse (360 Grad). Führen Sie diese Bewegung flüssig und harmonisch durch, ohne sich festhalten zu müssen? **Ja**/Nein

- Können Sie zu beiden Seiten nach hinten schauen? Verlieren Sie dabei nicht das Gleichgewicht? **Ja**/Nein
- Lassen Sie sich dreimal hintereinander leicht gegen die Brust stoßen. Bleiben Sie dabei sicher stehen? Entwickeln Sie mit dem Oberkörper einen leichten Gegendruck (Widerstand) gegen den Stoß? **Ja**/Nein
- Können Sie sich sicher, ohne „hinzuplumpsen“, in einer fließenden Bewegung hinsetzen? **Ja**/Nein
- Können Sie, wenn Sie sich innerlich den Befehl geben „gehen“, ohne Zögern beginnen zu gehen? **Ja**/Nein
- Wenn Sie gehen: Lösen Sie beide Füße, ohne zu schlurfen, vollständig vom Boden? **Ja**/Nein
- Wenn Sie gehen: Ist Ihre Schrittlänge größer als Ihre Fußgröße? **Ja**/Nein
- Ist Ihre Schrittlänge rechts und links gleich? **Ja**/Nein
- Wenn Sie einen Fuß absetzen, heben Sie automatisch ohne Pause den anderen Fuß an? **Ja**/Nein
- Stellen Sie sich einen geraden Strich von etwa zwei bis drei Meter Länge vor. Können Sie auf diesem gedachten Strich entlanggehen, ohne zu wanken, ohne abzuweichen, ohne Gehhilfen? **Ja**/Nein
- Halten Sie beim Gehen Ihre Wirbelsäule und Ihre Knie gerade und rudern Sie nicht mit den Armen? **Ja**/Nein
- Berühren sich Ihre Füße beim Gehen beinahe? **Ja**/Nein
- Benötigen Sie als 75-Jähriger weniger als 10 Sekunden, um von einem Stuhl (normale Sitzhöhe) aufzustehen, drei Meter weit zu gehen, danach zum Stuhl zurückzugehen und sich anschließend wieder auf den Stuhl zu setzen? **Ja**/Nein

- Benötigen Sie als 80-Jähriger weniger als 20 Sekunden, um von einem Stuhl (normale Sitzhöhe) aufzustehen, drei Meter weit zu gehen, danach zum Stuhl zurück-zugehen und sich anschließend wieder auf den Stuhl zu setzen? **Ja**/Nein

  Je schneller Sie gehen, desto besser ist es um Ihre körperliche Unabhängigkeit (Toilette, Sitzen, Aufstehen, Baden, Duschen, Treppensteigen, im Freien alleine gehen) im Alter bestellt. Wenn Sie zweimal pro Woche leichte aerobe Übungen (Gehen, Balancieren, Ballspiele) durchführen, verbessern Sie ihre Beweglichkeit, Balance und Gehgeschwindigkeit um etwa 30 %!
- Können Sie einen Kugelschreiber sicher und ohne Schwierigkeiten vom Boden aufheben? **Ja**/Nein
- Können Sie nach maximaler Gehgeschwindigkeit plötzlich anhalten? **Ja**/Nein
- Können Sie über eine Schuhschachtel steigen? **Ja**/Nein
- Können Sie eine Treppe nach oben steigen? **Ja**/Nein
- Können Sie eine Treppe nach unten steigen? **Ja**/Nein
- Können Sie im Stand acht Tritte in 20 Sekunden durchführen? **Ja**/Nein
- Können Sie einen Fuß vor den anderen stellen und diese Stellung für etwa 30 Sekunden beibehalten? **Ja**/Nein
- Können Sie einen Fuß abwechselnd vor den anderen stellen („Gänsemarsch“, Tandemgang) und so sechs Meter gehen? **Ja**/Nein
- Haben Sie in der letzten Woche Ihre unmittelbare Umgebung verlassen, um zum Beispiel einkaufen zu gehen, Freunde zu besuchen, einen Ausflug zu machen, zu wandern? **Ja**/Nein

Bewegungsschnelligkeit von großen Muskeln im Alter von etwa 65 Jahren

Wenn Sie innerhalb der angegebenen Zeit die aufgeführten Übungen durchführen können, gratulieren wir Ihnen zu Ihrer Fitness in Bezug auf die Schnelligkeit bei sogenannten grobmotorischen Übungen. Viele Ja-Antworten weisen auf eine gute Fitness in diesem Bereich hin.

- Können Sie innerhalb von zwei Sekunden vom Sitzen aufstehen? Ja / Nein
- Können Sie innerhalb von drei Sekunden beginnen aus einem Glas zu trinken? Ja / Nein
- Können Sie innerhalb von fünf Sekunden eine Tür öffnen und hindurchgehen? Ja / Nein
- Können Sie innerhalb von sechs Sekunden einen Gegenstand durch ein normal großes Zimmer tragen? Ja / Nein
- Können Sie innerhalb von 11 Sekunden Nahrung auf einen Löffel schöpfen? Ja / Nein
- Können Sie innerhalb von 13 Sekunden Flüssigkeit auf einen Löffel schöpfen? Ja / Nein
- Können Sie innerhalb von 16 Sekunden Nahrung auf eine Gabel transportieren? Ja / Nein
- Können Sie innerhalb von 21 Sekunden Handschuhe anziehen? Ja / Nein
- Können Sie innerhalb von 27 Sekunden ein Jackett anziehen? Ja / Nein
- Können Sie innerhalb von 86 Sekunden ein Oberhemd anziehen und die Knöpfe zuknöpfen? Ja / Nein

Bewegungsschnelligkeit von kleinen Muskeln im Alter von etwa 65 Jahren

Wenn Sie innerhalb der angegebenen Zeit die aufgeführten Übungen durchführen können, gratulieren wir Ihnen zu Ihrer Fitness bei feinmotorischen Übungen. Viele Ja-Antworten weisen auf eine gute Fitness in diesem Bereich hin.

- Können Sie innerhalb von drei Sekunden beginnen aus einem Glas zu trinken? **Ja / Nein**
- Können Sie innerhalb von acht Sekunden zwei Geldmünzen aufheben? **Ja / Nein**
- Können Sie innerhalb von 11 Sekunden Nahrung auf einen Löffel schöpfen? **Ja / Nein**
- Können Sie innerhalb von 13 Sekunden Flüssigkeit auf einen Löffel schöpfen? **Ja / Nein**
- Können Sie innerhalb von 13 Sekunden einen Schlüssel in ein Schlüsselloch stecken und aufschließen? **Ja / Nein**
- Können Sie innerhalb von 16 Sekunden einen Brief falten und in einen Schutzumschlag stecken? **Ja / Nein**
- Können Sie innerhalb von 16 Sekunden Nahrung auf einer Gabel vom Teller zum Mund transportieren? **Ja / Nein**
- Können Sie innerhalb von 21 Sekunden Handschuhe anziehen? **Ja / Nein**
- Können Sie innerhalb von 32 Sekunden beginnen mit einer Schere zu schneiden, z. B. Papier? **Ja / Nein**
- Können Sie innerhalb von 35 Sekunden eine Schutzhülle entfernen? **Ja / Nein**
- Können Sie innerhalb von 45 Sekunden Manschettenknöpfe am Hemdärmel anbringen? **Ja / Nein**

Test für Ihre aerobe Ausdauer

Vorbemerkung

Die individuelle Kniebeugehöhe bei aufrechtem Stand befindet sich bei Ihnen in der Mitte der Strecke zwischen der Mitte der Kniescheibe und Hüfthöhe (Darmbeinkamm). Markieren Sie diesen Punkt an der Wand. Beugen Sie Ihre Knie, bis Sie mit der Hüfte etwa auf der Höhe dieses Punktes angekommen sind. Dann haben Sie eine optimale Kniebeugung erreicht.

Test

Sie drücken eine Stoppuhr. Der Test ist nach zwei Minuten vorüber. Sie beginnen, das rechte und dann das linke Knie abwechselnd auf der Stelle zu beugen. Sie beginnen mit dem rechten Bein, dann mit dem linken Bein, dann wieder mit dem rechten Bein usw. das Knie zu beugen (nicht im Stand zu rennen). Sie versuchen so oft wie möglich, innerhalb von zwei Minuten abwechselnd die vorgeschriebene Kniebeugung durchzuführen. Sie zählen die Kniebeugungen des rechten Knies, die die vorgeschriebene Höhe erreichen. Sie können ihre Hand auf einen in unmittelbarer Nähe sich befindlichen Tisch legen, wenn Sie das Gefühl haben, die Balance besser halten zu können. Sie üben einen Tag vor dem Test den gesamten Ablauf einmal durch.

Am Ende des Tests laufen Sie langsam eine Minute herum, um sich abzukühlen.

Punktwertung

Es wird die Anzahl der Kniebeugungen aufgeschrieben, die die angegebene Höhe innerhalb von zwei Minuten erreichen.

Wenn sie die folgende Anzahl an Kniebeugen erreichen, ist Ihre körperliche Ausdauer gut.

Alter	*Frauen*	*Männer*
60 bis 64 Jahre	ca. 90 Kniebeugen	ca. 100 Kniebeugen
65 bis 69 Jahre	ca. 90 Kniebeugen	ca. 100 Kniebeugen
70 bis 74 Jahre	ca. 84 Kniebeugen	ca. 95 Kniebeugen
75 bis 79 Jahre	ca. 84 Kniebeugen	ca. 91 Kniebeugen
80 bis 84 Jahre	ca. 75 Kniebeugen	ca. 87 Kniebeugen
85 bis 89 Jahre	ca. 70 Kniebeugen	ca. 75 Kniebeugen
90 bis 94 Jahre	ca. 58 Kniebeugen	ca. 69 Kniebeugen

Test der Armkraft

Sie sitzen auf einem Stuhl ohne Lehnen. Rechtshänder sitzen näher an der rechten Seite des Stuhls. Linkshänder sitzen näher an der linken Seite des Stuhls. Sie sitzen aufrecht mit geraden Rücken, Ihre Füße sind flach auf den Boden gestellt. Eine Gewichtshantel wird von Ihnen bei der Testdurchführung in der bevorzugten (dominanten Hand) gehalten (Frauenhantel: etwa zwei Kilogramm; Männerhantel: etwa drei bis vier Kilogramm; kann in Sportfachgeschäften besorgt werden).

Der bevorzugte (dominante) Arm hängt neben dem Sessel senkrecht in Richtung Fußboden herunter. Auf das Signal „Los" drehen Sie mit der Hantel die Handinnenfläche nach vorne und beugt den Unterarm so weit wie möglich; danach strecken Sie den Unterarm so weit wie möglich. Sie legen den Zeigefinger Ihrer anderen Hand auf die Mitte des Bizeps (Oberarmbeuger) des Trainingsarms. Dadurch wird verhindert, dass sich Ihr Oberarm bewegt. Es ist wichtig, dass sich Ihr Oberarm während der Testdurchführung nicht bewegt. Achten Sie darauf, dass sich Ihr Oberarms während der Testphase nicht nach rückwärts bewegt.

Sie sollen so oft wie möglich innerhalb von 30 Sekunden Armbeugungen durchzuführen. Ein Bekannter stoppt die Zeit mithilfe einer Uhr (mit Sekundenzeiger) an Ihrem Arm.

Punktwertung

Es wird die Anzahl der korrekten Armbeugungen innerhalb von 30 Sekunden gewertet. Haben Sie am Ende der 30 Sekunden den Unterarm um mehr als die Hälfte gebeugt, wird dies als Beugung mitgezählt.

Warum dieser Test wichtig ist:

- Die Funktionen der oberen Körperhälfte (Armkraft, Ausdauer) sind eng mit den Aktivitäten des täglichen Lebens verbunden (ATL-Aktivitäten), z. B. Einkaufen, Hausarbeit, Koffer tragen, Enkelkind hochheben usw.
- Die Kraft der oberen Extremität nimmt ohne Training mit dem Alter ab.

Wenn Sie diese Werte erreichen, können sie sich freuen. (Häufigkeit des Armbeugens innerhalb von 30 Sekunden)

Alter	*Frauen*	*Männer*
60 bis 64 Jahre	ca. 16 Armbeugungen	ca. 19 Armbeugungen
65 bis 69 Jahre	ca. 15 Armbeugungen	ca. 18 Armbeugungen
70 bis 74 Jahre	ca. 15 Armbeugungen	ca. 17 Armbeugungen
75 bis 79 Jahre	ca. 14 Armbeugungen	ca. 16 Armbeugungen
80 bis 84 Jahre	ca. 13 Armbeugungen	ca. 16 Armbeugungen
85 bis 89 Jahre	ca. 12 Armbeugungen	ca. 14 Armbeugungen
90 bis 94 Jahre	ca. 11 Armbeugungen	ca. 12 Armbeugungen

Test der Beinkraft

Sie sitzen in der Mitte eines Stuhls ohne Lehnen. Die Sitzhöhe beträgt etwa 43 Zentimeter. Die Stuhllehne ist an eine Wand gerückt. Sie sitzen aufrecht mit geradem Rücken, Ihre Füße sind flach auf den Boden gestellt. Die Arme befinden sich eng anliegend vor dem Körper, sie sind im Ellenbogen gebeugt. Die rechte Hand und der rechte Unterarm liegen dem Oberkörper eng an und zeigen in Richtung der linken Schulter.

Die linke Hand und der linke Unterarm liegen dem Oberkörper eng an und zeigen in Richtung der rechten Schulter. Die rechte Hand und der rechte Unterarm liegen über der linken Hand und dem linken Unterarm. Die Arme kreuzen sich in der Nähe der Handgelenke. Auf das Signal „Los“ erheben Sie sich aus dem Stuhl, bis Sie völlig gerade stehen. Danach setzen Sie sich so schnell wie möglich wieder auf den Stuhl.

Innerhalb von 30 Sekunden erheben Sie sich und setzen sich wieder so oft wie möglich hin. Sie stoppen die Zeit mithilfe einer Stoppuhr. Sie führen etwa eine bis drei Aufsteh- und Hinsetzübungen als Vorübung durch. Danach wird der 30-Sekunden-Test durchgeführt.

Punktwertung

Es wird die Anzahl des Aufstehens vom Stuhl innerhalb von 30 Sekunden gewertet.

Haben Sie sich am Ende der 30 Sekunden um mehr als die Hälfte erhoben, wird es als voller Stand gewertet.

Die Verminderung der Kraft der unteren Extremität geht mit folgenden Störungen einher:

- Störungen beim Gang

- Störungen beim Treppensteigen
- Störungen der Fähigkeit, sich aus einem Stuhl zu erheben
- Störungen der Balance

Der Test hängt eng mit den Hauptmerkmalen der Kraft der unteren Körperregion zusammen, nämlich

- der Kniestreckkraft,
- der Kniebeugekraft,
- der Fähigkeit, Treppen zu steigen,
- der Gehgeschwindigkeit.
- Je höher die Kraft, desto geringer ist Ihr Sturzrisiko!

Der Test misst gut den körperlichen Trainingseffekt bei älteren Personen.

Wenn Sie diese Werte erreichen können sie sich freuen. (Häufigkeit des Aufstehens aus einem Stuhl innerhalb von 30 Sekunden)

Alter	*Frauen*	*Männer*
60–64 Jahre	ca. 15 mal Aufstehen	ca. 16 mal Aufstehen
65–69 Jahre	ca. 14 mal Aufstehen	ca. 15 mal Aufstehen
70–74 Jahre	ca. 13 mal Aufstehen	ca. 15 mal Aufstehen
75–79 Jahre	ca. 13 mal Aufstehen	ca. 14 mal Aufstehen
80–84 Jahre	ca. 11 mal Aufstehen	ca. 12 mal Aufstehen
85–89 Jahre	ca. 10 mal Aufstehen	ca. 11 mal Aufstehen
90–94 Jahre	ca. 8 mal Aufstehen	ca. 10 mal Aufstehen

Leiden Sie unter sozialer Isolation?

Soziale Isolation heißt:

1. Ich kann meine Gefühle mit niemand teilen. Ich habe keine mir eng vertraute Person.

2. Ich habe weniger als einmal wöchentlich engen mitmenschlichen Kontakt.

3. Ich habe in den letzten drei Monaten keine auch noch so kleine Zärtlichkeit empfangen. Ich habe niemanden, dem ich etwas bedeute.

4. Ich habe in den letzten vier Wochen keine Information erhalten, die für mich wichtig war.

5. Ich habe niemanden, den ich bei unvorgesehenen Belastungen um Hilfe bitten könnte, ohne das Gefühl zu bekommen, jemandem stark zur Last zu fallen.

6. Ich hatte in den letzten vier Wochen keine Besuche.

7. Ich habe in den letzten vier Wochen keine Unternehmungen mit anderen durchgeführt.

8. Es fällt mir schwer, einen Wunsch zu irgendetwas zu verspüren und ihn mir auch noch in einer angemessenen Frist zu erfüllen.

Man hat ältere Personen in fast ähnlichem Gesundheitszustand über 10 Jahre beobachtet. In der Gruppe der isoliert lebenden Menschen waren doppelt so viele Personen verstorben, wie in der Gruppe der Personen, die nicht isoliert lebten.

Wenn Sie die nachfolgenden Fragen mit Ja beantworten können, besteht keine Gefahr der sozialen Isolation. Die Fragen, die Sie mit Nein beantwortet haben, können Sie mit Ihrem zukünftig veränderten Verhalten in Ja-Antworten umwandeln.

- Haben Sie 10 Bekannte? **Ja**/Nein
- Haben Sie Bekannte unterschiedlichen Alters? **Ja**/Nein
- Unterhalten Sie sich häufig mit jüngeren Personen? **Ja**/Nein
- Führen Sie viele Telefonanrufe? **Ja**/Nein
- Haben Sie im letzten Jahr eine neue Bekanntschaft gepflegt? **Ja**/Nein
- Unternehmen Sie gerne mit anderen Bekannten etwas Überraschendes? **Ja**/Nein
- Sind Sie in zwei verschiedenen Vereinen? **Ja**/Nein
- Sind Sie ehrenamtlich tätig? **Ja**/Nein
- Haben Sie im letzten Monat jemand eingeladen, ohne umgehend auf eine Gegeneinladung zu „spekulieren"? **Ja**/Nein
- Legen Sie Wert auf eine gute Kleidung? **Ja**/Nein
- Legen Sie Wert auf eine gute Frisur? **Ja**/Nein
- Legen Sie Wert ein gepflegtes Äußeres? **Ja**/Nein
- Haben Sie eine Freizeitbeschäftigung (Hobby)? **Ja**/Nein
- Kennen Sie Personen, die die gleiche Freizeitbeschäftigung haben? **Ja**/Nein
- Bewältigen Sie Ihren Alltag gut und selbstständig? **Ja**/Nein
- Haben Sie das Gefühl, dass Ihre Lebensfreude abnimmt, wenn sich jemand aus Ihrer Familie

Sie zu stark bemuttert, dass Ihnen manchmal kein Raum zum „Atmen“ bleibt? **Ja**/Nein

- Haben Sie einen Plan, was Sie am nächsten Sonntag unternehmen werden? **Ja**/Nein
- Haben Sie einen Plan, wem Sie nächste Woche eine Freude, eine Überraschung bereiten wollen? **Ja**/Nein
- Bekommen Sie keine innere Anspannung, wenn Sie Worte hören wie „Einkommen, Arbeit, Beruf, Familie, Ehe, Liebe, Kinder“? **Ja**/Nein
- Können Sie benennen, was für Sie die drei wichtigsten Dinge im Leben sind? **Ja**/Nein

Beurteilung der geistigen Leistungsfähigkeit

Haben Sie bemerkt, dass folgende Auffälligkeiten in den letzten drei Monaten aufgetaucht sind oder zugenommen haben? Sollte dies der Fall sein, sollten Sie den Test in den nächsten drei Monaten wiederholen. Sollten Sie dann eine weitere Zunahme bemerken, ist ein Arztbesuch empfehlenswert.

Benutzen Sie zum Ausfüllen der Kästchen folgende Punktzahlen. Je weniger Punkte Sie haben, desto besser ist Ihre geistige Leistungsfähigkeit.

Punktzahlen modifiziert nach Wade:

1 = Nie in den letzten drei Monaten
2 = Einmal in den letzten drei Monaten
3 = Etwa einmal im Monat
4 = Etwa einmal pro Woche
5 = Mehr als einmal am Tag

1 Ich vergesse, wo ich etwas hingelegt habe. ☐

2 Ich verliere Dinge in der Umgebung des Hauses. ☐

3 Ich erkenne Plätze, an denen ich früher war, nicht wieder. ☐

4 Ich finde es schwierig, den Inhalt eines Fernsehfilms zu verstehen. ☐

5 Wenn sich etwas in meiner täglichen Routine ändert, fällt es mir schwer, mich daran zu gewöhnen. ☐

6 Ich muss häufiger noch einmal zurückgehen, um sicher zu sein, dass ich etwas getan habe, z. B. Licht ausgeschaltet. ☐

7 Ich weiß nicht mehr genau, ob sich etwas vor einem Tag oder einer Woche ereignet hat. ☐

8 Ich vergesse Dinge mitzunehmen. Häufig muss ich deshalb zurückgehen. ☐

9 Ich vergesse häufig Dinge, die mir vor einem Tag oder vor ein paar Tagen gesagt wurden. ☐

10 Ich beginne etwas zu lesen, ohne zu bemerken, dass ich es schon einmal gelesen habe. ☐

11 Ich habe Schwierigkeiten, enge Verwandte oder Freunde wiederzuerkennen. ☐

12 Ich finde es schwer, ein neues Spiel zu erlernen. ☐

13 Ich kann häufig das richtige Wort nicht finden. ☐

14 Ich vergesse häufig Dinge zu tun, die ich tun wollte. ☐

15 Ich vergesse wichtige Sachen, die ich gestern getan habe, oder die sich gestern ereigneten. ☐

16 Beim Reden reißt mir der rote Faden ab. ☐

17 Ich verliere beim Lesen einer Geschichte in einer Zeitung oder in einem Buch den roten Faden. ☐

18 Ich vergesse jemandem eine wichtige Botschaft zu übermitteln. ☐

19 Ich habe das Datum meines Geburtstages und/oder meinen Geburtsort vergessen. ☐

20 Ich bringe Dinge, die mir erzählt wurden, durcheinander. ☐

21 Ich kann sie nicht mehr in die richtige Reihenfolge bringen. ☐

22 Ich finde es schwer, alte Geschichten und lustige Begebenheiten zu berichten. ☐

23 Manchmal weiß ich nicht mehr, wann oder wie ich Routinearbeiten durchführen soll. ☐

24 Bekannte Gesichter, die im Fernsehen oder in Zeitschriften erscheinen, sind mir plötzlich fremd. ☐

25 Ich vergesse, wo ich Dinge normalerweise aufbewahre, oder ich schaue an den falschen Orten nach ihnen. ☐

26 Ich finde einen vertrauten Weg, z. B. in einem oft gesuchten Gebäude, nicht mehr. ☐

27 In einem Gebäude, in dem ich nur ein- oder zweimal war, habe ich Schwierigkeiten, mich zurechtzufinden. ☐

28 Ich wiederhole häufig, was ich gerade gesagt habe, oder ich stelle eine Frage zwei- bis dreimal. ☐

Glossar

Entwicklungsaufgaben im Erwachsenenalter

Frühes Erwachsenenalter (18 bis 35 Jahre)
Wahl eines Partners
Lernen, mit dem Partner zu leben
Gründung einer Familie
Aufziehen von Kindern
Gestaltung eines Heimes
Beginn im Beruf
Gesellschaftliche Verantwortung
Anschluss an eine passende soziale Gruppe

Mittleres Alter (35 bis 60 Jahre)
Gesellschaftliche und soziale Verantwortung
Erreichen eines bestimmten Lebensstandards
Vorbereitung der eigenen Kinder auf ein verantwortungsbewusstes und zufriedenstellendes Erwachsenenalter
Vernünftige Freizeitgestaltung
Pflege der Beziehung zum Partner
Anpassung an die physiologischen Veränderungen des mittleren Alters
Anpassung an alte Eltern

Hohes Alter (60 und mehr Jahre)
Anpassung an das Nachlassen der Kräfte und der Gesundheit
Anpassung an den Ruhestand und an ein vermindertes Einkommen
Anpassung beim Tod des Partners
Anpassung an die eigene Altersgruppe

Fortführung sozialer und gesellschaftlicher Verpflichtungen
Anpassung an die entsprechenden Wohn- und Lebensbedingungen

WHO-Bezeichnungen

51 bis 60 Jahre: Alternde Menschen

Die unter 60-Jährigen sind im Jahre 2030 65 % der Versicherten. Der Kostenanfall für die Krankenkassen ist etwa 45 %.

Die über 60-Jährigen machen im Jahre 2030 etwa 35 % der Versicherten aus. Der Kostenanfall für diese Altersgruppe beträgt etwa 55 %.

61 bis 75 Jahre: Ältere Menschen
65 bis 75 Jahre („Young olds")
75 bis 85 Jahre („Old Olds")
über 85 Jahre („Eldest olds")
76 bis 90 Jahre: Alte Menschen
„Masters survivor"; „Macrobe"
91 bis 100 Jahre: Sehr alte Menschen
Über 100 Jahre: Langlebige
Expert survivors"; „Archetypus"

Im Jahre 2040 werden die über 85-Jährigen etwa 45 % des gesamten Gesundheitsetats beanspruchen.

Was bedeutet Vitalität?

- Vital ist ein Organismus, dessen *funktionaler Zustand* weder im Biologischen, noch im Psychologisch-Geistigen, noch im Sozialen kritische Werte unterschreitet.
- *Funktionale Fitness* ist gleichzusetzen mit der Fähigkeit normale Alltagsaktivitäten sicher und unabhängig ohne außerge-

wöhnliche Ermüdung durchzuführen.

- Vital ist ein Organismus, dessen funktionaler Zustand durch entsprechendes Training erhöht bzw. auf einer bestimmten Funktionshöhe gehalten werden kann.
- Vital ist ein Organismus, dessen funktionaler Zustand folgende Fähigkeiten ermöglicht:
  - Einstellung auf das zukünftige Alter.
  - Entwicklung von Plänen, wie das zukünftige Alter erfolgreich zu gestalten ist.
  - Freude daran, selbstverantwortlich tätig zu sein.
  - Freude daran, seine Lebensziele selbst zu bestimmen.
  - Freude daran, Aufgaben, die man sich stellt, oder die das Leben einem stellt, zu lösen.
  - Freude daran, die eigenen Fähigkeiten einzusetzen, um sinnvolle Leistungen zu erbringen.
- Die oben genannten Fähigkeiten werden unter dem Begriff Kompetenz zusammengefasst.
- Vital ist ein Organismus, dessen funktionaler Zustand Kompetenz ermöglicht.
- Vital ist ein Organismus, dessen funktionaler Zustand durch kompetente Handlungen erhöht bzw. optimiert wird. Die Folge davon ist eine Erhöhung der Lebensqualität.
- Vitalität, Lebensqualität und Kompetenz sind rückgekoppelte Prozesse, die sich gegenseitig bedingen.
- Diese Vitalitätsförderung entfaltet kompetentes Verhalten, das auf der persönlichen Ebene folgende Fähigkeiten stimuliert:
  - Verantwortung für das eigene Leben zu übernehmen.
  - Aufgaben zu haben, die als positive Herausforderung erlebt werden.
  - Das eigene Leben selbst zu gestalten.

  - Ziele und Werte zu verwirklichen.
  - Diese eigenen Fähigkeiten als kompetent zu bewerten.
- Hierzu gehört im Sinne einer Prävention:
  - Antizipation des persönlichen Alters
  - Aufrechterhaltung und Realitätsanpassung sozialer Techniken
  - Lebenslanges Lernen
  - Verhaltenstechniken zur Bewältigung alltäglicher Aufgaben

Walking, wie geht das?

- Gemäßigtes Tempo zu Beginn des Walking.
- Die Fersen müssen bei leicht gebeugten Knien aufgesetzt werden.
- Füße über die ganze Fußsohle abrollen.
- Fußspitzen in Gehrichtung setzen.
- Die Arme sind anzuwinkeln und sollen dann seitlich mitschwingen.
- Arme gegengleich schwingen.
- Bewusst ein- und ausatmen.
- Etwa vier bis fünf Meter nach vorne schauen.
- Schultern locker hängen lassen.
- Brustkorb anheben.

Kalorienverbrauch (kcal/Std.)

Abwaschen (Geschirr)	60-120
Autofahren	70-200
Beischlaf	400-600
Bettenmachen	240-300
Bowling	100-225
Bügeln	80-130
Eislaufen	500-700
Federball	300-550
Fegen/Moppen	150-200
Fensterputzen	120-200
Fußball	300-700
Gartenarbeit	150-600
Gymnastik	250-400
Golf	200-300
Handarbeit	60- 80
Handball	450-700
Holzhacken	150-500
Kochen	70-210
Langlauf (8 km/Std.)	500-600
Radfahren langsam (8 km/Std.)	180-200
Radfahren schnell (16 km/Std.)	440-500
Radfahren schnell (22 km/Std.)	650
Reiten	250-600
Rudern	250-650
Schlafen	50- 70
Schneeschaufeln	250-300
Schwimmen	300-700
Skiabfahrtslauf	300-800
Skilanglauf	450-900
Spazierengehen	100-200
Tanzen	200-450
Tennis	300-750
Tischtennis	300-450
Treppensteigen	480-520
Wandern (3,2 km/Std.)	150
Wandern (6,5 km/Std.)	250
Wasserski	300-600
Gewichtheben	250-400
Windsurfen	150-500
Yoga	75-300

Nützliche Internetadressen

Geistiges und körperliches Training
www.wissiomed.de

Bewegung und Balance, Dehnung, Koordination
www.balance-of-force.de/training/trainingsplaene/01fc1596240 88b506.html.
www.brianmac.demon.co.uk/stretch.htm.
www.nlm.nih.gov/medlineplus/exerciseforseniors.html.

Ausdauertraining
www.fitness.com/exercise/articles/coopertest.htm.

Gesundheit
www.gbe-bund.de www.ses-bonn.de

Kommunikation, Kontakte
www.ehrenamt.de/frame1htm
www.fortbildung-ehrenamt.de
www.gemeinsinn.de/
www.mypage.bluewinn.ch/hoepf/fhtop/fhalter1H.html
www.seniorenfreundlich.de/handy.html

Osteoporose
www. lutherhaus.de/osteo/leitlinien-dvo

Patientenverfügungen
www.ehrenamt.de
www.patientenverfuegung.de/
www.ruhr-uni-bochum.de/zme/

Robert-Koch-Institut, Gesundheitsberichterstattung,
Postfach 65061; 13302 Berlin; Telefon 01888.754-3400;
Fax: 01888.754-3513; gbe@rki.de; www.rki.de

Rehabilitation
www.dza.de/gerolink/deutschland.htm

Schlaf
Deutsche Gesellschaft für Schlafforschung und Schlafmedizin
Prof. Dr. Thomas Penzel, Klinikum der Philipps-Universität Marburg, Baldingerstraße, D-35033 Marburg
Zentrum für Schlafmedizin, 44262 Dortmund, Hörder Burgstraße 18, E-Mail: ZSMDO@web.de

Statistisches Bundesamt, Zweigstelle Bonn, Informations- und Dokumentationszentrum Gesundheitsdaten,
Graurheinerdorfer Straße 198, 53117 Bonn
Telefon 01888.644-8121, Fax: 01888.644.8996
gbe-bund@destatis.de; www.gbe-bund.de

Literaturhinweise

Literaturhinweise zu Passagen im Buch erfragen Sie bei Bedarf bitte direkt beim Autor. Seine Anschrift finden Sie auf der folgenden Seite.

Autor

Prof. Dr. med. Bernd Fischer

Hirnforscher, Autor und Koautor von mehr als 60 Büchern. Chefarzt a. D. der ersten deutschen Memoryklinik. Präsident des Verbandes der Gehirntrainer Deutschlands und der Memory-Liga. Begründer der wissenschaftlichen Methode des Integrativen/Interaktiven Hirnleistungstrainings und des Brainjoggings sowie Mitbegründer des Gehirnjoggings, von der Presse „Gehirnjogging-Papst" genannt.

Korrespondenzadresse:
77736 Zell a. H., Birkenweg 19, Telefon 07835-548070

Mitarbeiterinnen

Dr. med. Uta Fischer

Fachärztin für Neurologie und Psychiatrie, 20 Jahre Tätigkeit in der ersten deutschen Memoryklinik. Seit 1972 an der Entwicklung des Hirnleistungstrainings beteiligt.

Hannjette Mosmann

Gesundheitspädagogin, Fachfortbildungsleiterin des Verbandes der Gehirntrainer Deutschlands, Ausbildungsleiterin der FachassistentInnen für Hirnleistungstraining.

Heiter und gelassen älter werden liegt voll im Trend unserer Zeit. Dennoch sollte rechtzeitig das Augenmerk darauf gerichtet werden, sich mit dem eigenen Älterwerden angstfrei auseinanderzusetzen. Der Ratgeber lädt zu einem Lebensrückblick und Perspektivwechsel ein.
Anhand zahlreicher, authentischer, anonymisierter Fallbeispiele wird der Lebensalltag der heutigen „jungen Alten" analysiert und reflektiert. Darüber hinaus werden Perspektiven und Chancen für das eigene Älterwerden deutlich gemacht.
Gängige, gesellschaftliche Vorurteile, mit denen die Generation der 50-Jährigen zu kämpfen hat, werden thematisiert und widerlegt. Es kommen Menschen zu Wort, die in Familie und Beruf stehen, und auch solche, die aufgebrochen sind zu „neuen Ufern".

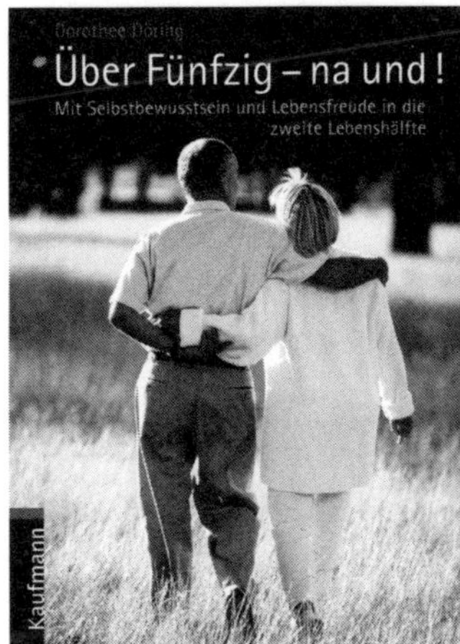

Dorothee Döring
■ Über Fünfzig – na und!
Mit Selbstbewusstsein und Lebensfreude in die zweite Lebenshälfte
160 Seiten, gebunden, mit Leseband
Format: 14,8 x 21 cm
ISBN 978-3-7806-3023-0

Aus dem Inhalt:
> Jugendwahn und Altersdiskriminierung
> Lebensfreude ...
... beginnt im Kopf
... durch Aktivität
... durch Kommunikation
... kommt aus dem Herzen
> Wenn die Liebe in die Jahre kommt
> Großelternglück

www.kaufmann-verlag.de
Kaufmann Verlag Postfach 22 08 · 77912 Lahr
Telefon 0 78 21 / 93 90-0
Telefax 0 78 21 / 93 90-11
info@kaufmann-verlag.de